国家体育总局科教司
中国体育科学学会 资助项目

U1013094

运动康复消疼痛

不开刀 不用药

矫玮 钱菁华 主编

人民体育出版社

图书在版编目（CIP）数据

运动康复消疼痛：不开刀　不用药 / 矫玮，钱菁华主编. -- 北京：人民体育出版社，2018（2022.3重印）
ISBN 978-7-5009-5288-6

Ⅰ. ①运… Ⅱ. ①矫… ②钱… Ⅲ. ①康复训练—研究②疼痛—治疗—研究 Ⅳ. ①R493②R441.1

中国版本图书馆CIP数据核字(2017)第296640号

*

人民体育出版社出版发行
三河兴达印务有限公司印刷
新　华　书　店　经　销

*

787×960　16开本　12印张　165千字
2018年4月第1版　　2022年3月第5次印刷
印数：6,501–8,000册

*

ISBN 978-7-5009-5288-6
定价：42.00元

社址：北京市东城区体育馆路8号（天坛公园东门）
电话：67151482（发行部）　　邮编：100061
传真：67151483　　邮购：67118491
网址：www.sportspublish.cn
（购买本社图书，如遇有缺损页可与邮购部联系）

编 委 会

主　编：

矫　玮　钱菁华

副主编：

王　坤

编　委（按姓氏笔画为序）：

刁子鹏　王　坤　王嘉瑛　刘兴康
李娴都　杨一卓　杨　笛　杨　健
张文君　张　秦　张喆安　邵丽娜
秦　爽　钱菁华　龚　成　矫　玮
韩天然

图片模特：

冯雨欣　刘淳珑　何奕霖　柳霖炜

编者的话

在日常生活或运动过程中，人人都有过短暂的疼痛体验，尤其是肌肉骨骼系统的疼痛最为常见，在身体完成某些特定动作时出现疼痛，而做另一些动作时疼痛缓解或消失，这类疼痛称之为力学性疼痛。有些疼痛只是一过性的，也有些由轻微不适逐渐发展而来的长期疼痛，严重干扰着人们的生活质量。究其原因，身体受力的不平衡是引起力学性疼痛的根本，而人们往往会忽视那些生活中的身体不平衡状态，如静坐少动的生活方式、长期姿势不良使肌肉延展性和收缩能力改变、过度运动引起的关节劳损等都会导致身体受力不平衡。

力学原因引起的疼痛需要力学因素来解决，制订科学的、有针对性的、循序渐进的运动康复方案，应用自我牵拉、主动活动、姿势调整等简便易行的方法实现减轻或消除疼痛的目的。患者要学会自我管理疼痛，明确有病理原因的同时应有医疗介入。本书的理念来源于疼痛治疗临床工作中积累的许多典型运动康复案例，所有方法针对肌肉骨骼系统常见伤痛进行描述。

运动是医，运动是药，在应用运动消除身体疼痛的过程中需要强调的是，所有的运动康复方法是基于对疼痛做出准确判断而设计的，使用者可以通过医院的诊断结果快速对应相应的运动康复建议，也可以根据疼痛特征进行自我初步判断并实施尝试性治疗，遵照建议中描述的运动康复方法，保证动作完成的准确性和运动康复处方实施的次数、组数、休息时间及训练频率，尽管不可避免地存在个体差异，但无论怎样，疼痛的改善是唯一目标。

必须注意的是，引起疼痛这种不舒适的情感体验背后的原因复杂多样，如果在运动治疗期间，疼痛症状在持续加重，务必暂停运动并寻求专业人员的帮助。

本书在编写中注重应用，不仅设计了便于学习和操作的动作，更是采用了二维码扫描呈现动图的方法，便于读者掌握和使用。

祝愿所有正经历疼痛困扰的人们，通过适宜的运动康复方法，早日告别疼痛，重返正常的运动生活。

目 录

绪　言

疼痛是什么

疼痛是一种不舒适的感觉和情感的综合体验，实际或潜在地伴有组织的损伤，疼痛已被现代医学列为继呼吸、脉搏、血压、体温之后的第五大生命体征。疼痛发生的部位有很多，可能发生在大脑、脊髓、内脏、肌肉骨骼等，而其中近80%的疼痛源头在肌肉、肌腱或骨骼。如果说心肺系统疾病会影响生命长短，那么骨骼肌肉疼痛将会严重影响生活质量。疼痛明显影响日常生活、运动和社交活动，经常发作会使人精神紧张、心情郁结，也会使人失去生活的乐趣。

人一生至少会经历一次疼痛，可能是在一场球赛中的意外扭伤，可能是搬重物时闪了一下腰，可能是熬夜加班后发现自己抬不起头来了，可能是装修新房子时却做不了拧螺丝的动作……如果你有类似的经历或者正在经历这些痛苦，那么就需要立刻重视起来去解决这些问题了。

产生疼痛的原因有很多，最常见的原因就是姿势不良。许多人从小就没有养成正确的身体姿势，习惯弓着腰趴在桌子上，习惯跷二郎腿，习惯站立的时候一条腿受力等，这些都会导致肌肉力量分布前后或左右不平衡，使身体力线发生偏斜，最常见的后果就是久治不愈的慢性腰痛。另一个常见原因和工作环境有关，比如一个长时间用电脑的键盘党，比如一个热门餐厅的掌勺主厨，长期保持一个姿势或反复重复一个动作都会造成肌肉的过度使用，进而引起一系列的疼痛。

面对疼痛却求神无门，这种痛苦往往是很无助的。其实疼痛可以战胜，关键在于你选择打败它的方式。

为什么休息没有用

很多人以为休息可以消除疼痛，但这往往是恶性循环的开始。这些抱怨被疼痛纠缠的朋友，自己往往没有运动习惯，而恰恰是因为长期久坐不动导致的。一方面，长时间保持一个身体姿势会造成一部分肌肉为了维持这个姿势一直发力出现过度使用进而导致疲劳，而另一部分肌肉长时间不工作出现失用性萎缩，疲劳的肌肉越用越紧、越拉越硬，失用的肌肉越来越没力气，不能抵抗僵硬的肌肉维持正确的姿势，导致身体力线发生变化。长此以往会导致身体压力分布不当和关节位置不正。另一方面，由于持续性的压力造成肌肉硬化，连带的血液循环受阻，也就无法获得足够的氧气和营养供应；与此同时，生成的疼痛物质和代谢废物会在这些部位堆积，刺激神经反应释放炎症因子引发疼痛。大脑收到这种“受伤”的信号就会命令疼痛部位的肌肉继续收缩来保护它，但这样反而促使肌肉更加硬化，使血液循环恶化，陷入恶性循环。所以，对于这些慢性腰背痛患者来说，休息就是掩盖错误姿势，继续这种恶性循环。这样只能是适得其反，几乎没什么好处。

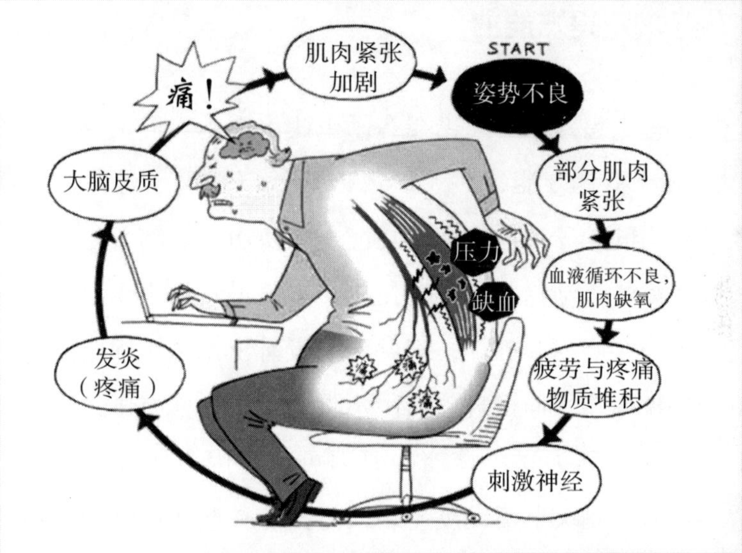

（网络图片）

理疗按摩的效果总不能持久

选择理疗和按摩的方法缓解疼痛往往可以产生即刻效果，但是这种保守、被动的治疗方法往往只能暂时缓解疼痛，治标不治本。理疗和按摩是通过光、电、热、机械力等方式施加在疼痛部位，达到改善血液循环、舒缓紧张的肌肉、抑制炎症反应的目的。但是这些只能暂时截断疼痛的链条，甚至只能处理一些支流上的问题，而对于疼痛的核心因素并没有涉及。所以才会出现按摩完即刻很舒服，但是持续不了几天又开始，并且越来越频繁，痛得越来越强烈的后果。

手术不是万能的

会有人想到手术，也会有医生建议手术。但是要清楚的是，手术不是万能的。大多数疼痛并不是由于骨骼肌肉系统的结构问题导致的，而是功能异常所引起。随着年龄的增长，身体各个结构都会随着使用年限的增长而出现退行性变化以及一些磨损和破坏，但并不是没有出现结构问题的人就不会出现疼痛，而出现疼痛也不见得一定会伴有影像学结果上的异常。因为这些疼痛的原因可能是因为肌肉过紧或无力，也可能是关节活动度不足或过大等一些功能性的问题。如果仅仅是处理疼痛局部而忽视了骨骼肌肉系统功能异常导致的疼痛，那么这种疼痛很可能会复发，甚至更严重，还白白遭受了一次手术的磨难。

消除疼痛的关键是运动

最常见的情况就是患者到医院就诊只为了讨几片止痛药或者来一针封闭，可是疼痛只是暂时被遏制，随着身体对于药剂的耐受力逐渐增强，药效越来越差，疼痛反复愈发频繁且持久。最后想要不要去康复科试一试，去了之后居然不是打针吃药，而是教你重新摆姿势，纠正错误运动习惯，每次都会出汗都会累，但是疼痛的时长却越来越短，频率越来越低。结果两三个疗程之后，多年的慢性疼痛居然好了。运动康复就是这么神奇，人一生都在不停运动，心脏在跳动，血液在流动，肌纤维不停伸缩改变身体的姿势和完成动作。所以，真正消除骨骼肌肉疼痛的方法就是运动。不要忽视这些功能性代偿对身体造成的危害，一个看似并不严重的骨骼肌肉不平衡可能会导致邻近关节活动度明显受限，由于活动度受限造成动作模式改变往往就是你疼痛的根源。无论你怎么努力地去纠正你的动作，总是感觉力不从心，达不到你想要的效果。这是因为你并没有纠正最开始的肌肉不平衡问题，而运动康复是最合适的解决手段。

消除疼痛的运动康复，就需要针对性的力量练习和柔韧性练习双管齐下才能达到良好效果。力量练习是通过对肌肉克服自身重力或阻力来增加其收缩力量，使薄弱的肌肉强壮起来，增加肌肉运动的协调性，让容易疲劳的肌肉可以耐受较长时间的负荷。柔韧性练习就是我们常说的牵拉练习，如比较熟知的普拉提运动，目的是牵拉僵硬紧缩的肌肉，恢复肌肉正常的长度，增加肌肉的松弛度，提高肌肉伸展性，还可以恢复关节的灵活度。针对性的运动康复就是通过分析疼痛产生的原因，找到疼痛的根源，然后将这两部分锻炼内容有机结合，从而使身体在日常生活中能够维持正确的姿势而不出现代偿，在体育运动时能够完成正确的技术动作而不出现异常改变。

运动往往不是一个舒适的体验，需要流汗，可能会大口喘气，认识到这一点很重要，但是每一滴汗水所换来的成效往往是那些按摩和理疗根本无法比拟的。一般而言，一段时间专业的运动康复可以达到减轻甚至完全消除疼痛的效果。所以，请打消顾虑，不要过度紧张，运动康复中出现的疼痛往往都是肌肉酸痛，这些酸痛是暂时的，一般在运动后一到两天就会消失得无影无踪，认识并理解到这一点对于接下来建立康复信心非常重要。但是，如果某些运动存在引起疼痛发生的动作，那么就应该避免去做这些动作。

有一部分运动爱好者了解运动康复，并且信任运动康复的疗效，在坚持一段时间的运动康复练习后疼痛大大缓解，但是疼痛还是会断断续续，原因就在于他们只进行了错误动作的纠正性练习，却忽视了日常正确姿势的再学习。运动康复治疗师通常都会对发现的不良姿势进行纠正，但是有的朋友无法认识到正确姿势的重要性而无法持之以恒。要知道我们每周的运动时间其实是很有限的，更多的时间是处在日常的生活、工作和学习的状态中。比如一个有慢性腰痛的高尔夫球爱好者，纠正错误的挥杆动作可以帮助避免腰部运动损伤的发生，但是如果回家还是仰躺在沙发上，在电脑桌前还是弓背坐式的话，他的慢性腰痛还是会不断骚扰他的生活，甚至最终剥夺他的运动爱好。所以，更多的疼痛是需要从日常姿势开始纠正的，养成良好的姿势习惯，才能真正达到根治疼痛的目的。

如果你是急性损伤导致的疼痛，最先处理应该遵循

PRICE原则（保护、制动休息、冰敷、加压包扎和抬高患肢）。在急性闭合性软组织损伤发生初期，尽量减少损伤部位的运动，避免过早较快的移动或运动，但是制动休息应限定在一定时间内，48到72小时后就应该逐渐开始恢复性活动。研究证实，早期的关节活动可以加快康复进程，有效降低疼痛感，使其能够更早地重返工作和学习生活。炎症反应过程中会出现机体修复的结缔组织的过度增生，这可能会造成之后关节活动度变差，还会影响损伤部位的正常血供，所以要给予损伤部位自我修复的时间，但是也要尽量避免过度修复的后果。同时合理负重以及正确的力线可以给予损伤的骨骼肌肉系统适当的应力刺激来引导修复过程，也是避免过度修复的重要因素。

如何进行自我康复

进行自我康复的前提是明确问题的关键并掌握正确的运动康复动作。所以在进行自我康复之前，要明确几个问题：到底是哪里出了问题引起疼痛，康复的重点在哪里，什么动作是有利的，什么动作是应该避免去做的，这些动作怎么发力是正确的，哪些动作显示有代偿的表现，康复中有什么注意事项等。理清康复思路，循序渐进，事半功倍。

在进行居家康复前，应该先和运动康复治疗师进行讨论，找到最亟待解决的关键问题（疼痛），达成一致的运动康复目标，这是进行居家康复的前提。很多朋友都是在疼痛到忍无可忍的时候才会来寻求运动康复的帮助，但是疼痛往往是从最开始的一个问题，而后衍生出很多伴发问题，甚至可能这些伴发问题更影响目前的工作和生活。所以，制定康复目标就决定了康复进度和效果。康复是一个逐渐深入的过程，尤其是对于慢性疼痛，要先明确病因的根源，把它作为康复的终极目标，然后再把身体其他的疼痛问题一并列出来，根据疼痛程度和影响生活的程度排序，制定出一系列的小的康复目标。一般情况下，最影响工作生活的疼痛往往会被当作最先处理的问题来制定康复方案，一旦这个问题得到缓解，真正的问题就会上升为最主要的问题，需要重新制定新的康复方案。

不要忽视运动康复师的专业指导。在运动康复治疗师的指导下先进行一段时间的练习，学习和掌握康复动作和动作要领，如果动作要领没有掌握，动作模式压根就是错误的，那运动只会适得其反。寻求专业帮助是明智的选择，一对一的康复指导可以解决康复初期的种种疑惑和顾虑，建立痊愈的信心，坚定康复的信念，积累运动康复经验。经过几次专业的康复指导，达到可以进行自我运动康复的水平，而不需要依靠运动康复治疗师实时指导后，就可以按照为其制定的针对性的居家康复方案进行自我康复了，这样做才能最终达到康复目标，消除疼痛，重返社会生活和运动生活。

不要忽视环境的重要性，实际查看和分析家庭和社区可以提供的运动康复环境和设施情况，并根据个人喜好选择更适合的运动康复方案，这有助于康复者更好地坚持。如果有去健身房锻炼习惯的朋友，运动康复动作的选择就会丰富很多，而强度和量的把控可能需要更加科学和规范，防止过犹不及；如果是瑜伽爱好者，那么就需要根据各个流派的特点加以补充和完善康复内容，比如那些拉伸动作过多的就应该补充力量练习；如果是电脑依赖综合征患者，比训练更重要的是改变生活方式，如果把电脑椅换成瑜伽球，对于改善腰背痛的效果会大大好于每天30分钟的腰腹训练。

第一章　肩关节疼痛的运动康复

第一节　翼状肩型肩痛

一、病例分析

【病例一】周女士，35岁，高中教师。三个月前右侧肩膀开始疼痛，肩部没有受过伤，日常活动也只是上课和做家务，持续疼痛两个月后去医院做检查，医生认为其肩部疼痛为神经性疼痛，建议多休息，做一些肩部按摩，但肩部疼痛仍然没有好转。经朋友介绍，她来到运动康复中心，找到运动康复治疗师，希望能得到解决的方法。

运动康复治疗师检查发现：周女士两侧肩胛骨内侧缘翘起，甚至能在肩胛骨和胸壁之间伸进手指头，在做侧平举动作时尤为明显（图1-1-1）。肩胛骨周围的肌肉薄弱。连接颈部和肩膀的这部分肌肉（即斜方肌上束）僵硬、酸痛，前锯肌力量较差。

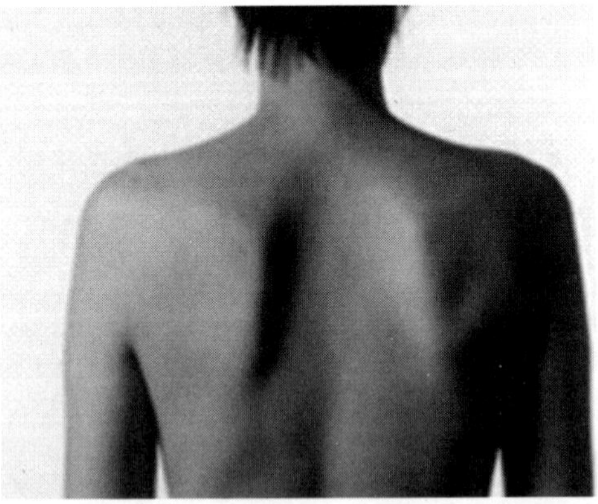

图1-1-1

【**病例二**】王先生，38岁，某公司职员。右肩疼痛半年，无受伤史。一周打一或两次乒乓球，疼痛多发于运动中及之后的一两天，最近有疼痛加重的趋势。经医生检查，没有异常，推荐其寻求运动康复治疗师的帮助。经朋友介绍，他来到运动康复中心，找到运动康复治疗师，希望能得到解决的方法。

经运动康复治疗师检查发现，王先生肩胛骨下角翘起明显，两臂侧平举时，两侧肩胛骨运动不一致。前锯肌肌力较差，肩部肌肉酸痛明显。前锯肌位于胸廓的外侧皮下，上部为胸大肌和胸小肌所遮盖，是将肩胛骨内侧向前拉的胸部肌肉，每组两块的前锯肌从胸前部的肋骨开始，围绕体侧延伸到肩胛骨，具体位置如图1–1–2所示。

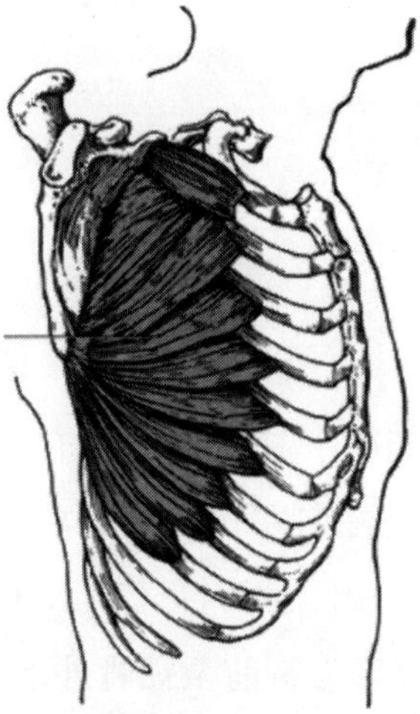

图1–1–2

二、治疗师点评

运动康复治疗师发现周女士的状况为典型的翼状肩，即很多女性引以为傲的“蝴蝶骨”，在上臂做侧平举、前屈等动作时尤为明显，像两只翅膀一样，离开了胸壁（参见图1–1–1）。而王先生虽然只是肩胛下角的翘起，也属于翼状肩的范围。引起翼状肩的因素除了肩胛骨周围肌肉的薄弱之外，还有胸长神经和肋间神经的损伤。长时间大负荷地背重物、抬手臂，如网球、排球等手臂上挥用力较多的运动，均可导致胸长神经和副神经受到损伤，使其支配的肌肉发生功能障碍，从而导致翼状肩。

周女士及王先生的前锯肌力量弱，无法使肩胛骨贴附在胸壁上，且斜方肌上束经常处于紧张酸痛的状态，说明其肩胛骨周围肌肉失衡，导致了肩胛骨的位置和运动异常，形成了翼状肩。

综上，运动康复治疗师认为需要通过对紧张肌肉进行放松，结合对薄弱肌肉的强化以及日常不良姿势的纠正等，使肩胛骨的位置及运动恢复正常，从而消除由于肩胛骨的位置异常所导致的肩关节的疼痛。

三、运动康复练习

1. 胸肌牵拉练习

患者面对一面墙或者门框、柱子站立，右侧肘关节屈曲，前臂贴扶在墙体上并始终贴紧墙面，然后慢慢向左转身并远离墙面，直到一侧胸肌感觉到牵拉感，保持30～60秒，3次为一组，两侧交替（图1–1–3）。

注意：牵拉感出现的位置为胸前至锁骨外下方，而不是肩关节。

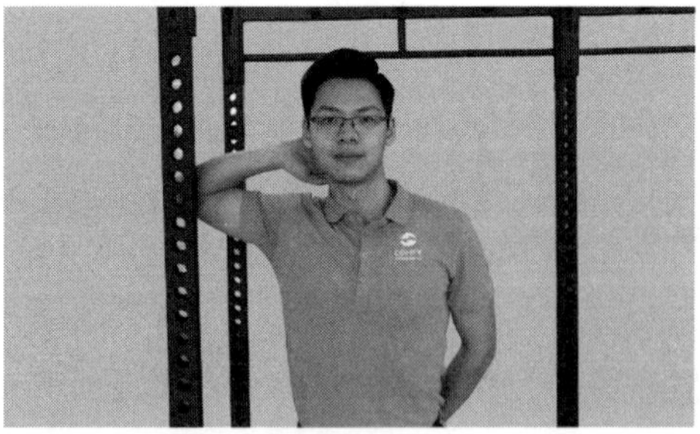

图1–1–3

2. 上斜方肌、肩胛提肌牵拉练习

（1）上斜方肌牵拉：患者坐位，一个手放在同侧臀部下，头向对侧侧倾，感觉到轻微牵拉。用另一个手从头上穿过握住对侧的耳朵，轻微向相反的方向拉动。轻微下沉对侧的肩部，慢慢将头往左侧弯，感受到肌肉牵拉感，保持30～60秒，3次为一组，两侧交替（图1–1–4）。

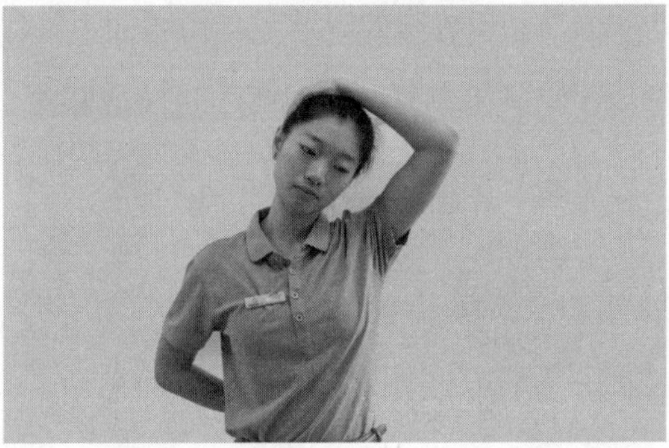

图1–1–4

（2）肩胛提肌牵拉：患者坐位，一侧手置于该侧臀下，另一侧手越过头顶，置于对侧顶枕部并施加使头向该侧腋窝方向屈曲的力，当感觉到拉伸感时，保持30秒，每天每侧各做10次（图1–1–5、图1–1–6）。

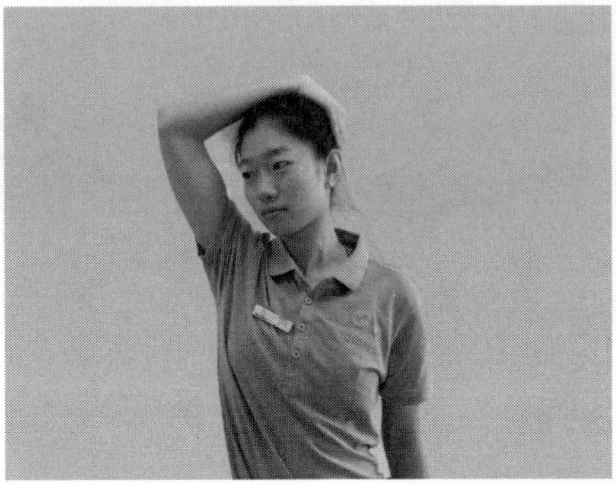

图1–1–5

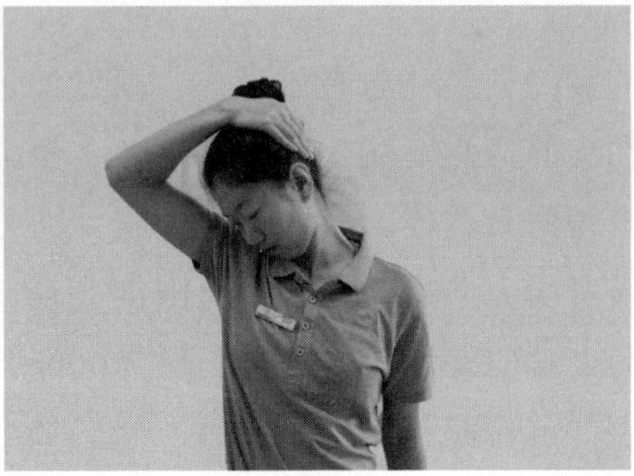

图1–1–6

3. 推墙俯卧撑练习

患者面对墙面站立，与墙面保持一臂的距离，双手扶墙，肩关节前屈90°，内收90°，使上肢与墙面垂直。先将两侧肩膀向前伸到最大限度，即将肩膀送出去，顶住墙面，同时躯干相应地整体后移（此时的姿势类似于骑自行车时，由于把手离得较远而不得不将肩膀向前伸但身体正直的动作）。然后用力推墙，收缩两侧肩胛骨，使两侧肩胛骨内缘在背部尽力相互触碰到，同时躯干相应地前移（图1–1–7、图1–1–8）。10～20个为一组，练习至肌肉有酸胀感为宜，保持节奏。如果推墙俯卧撑动作完成得较好，可以逐步进阶成膝位、标准推肩俯卧撑。

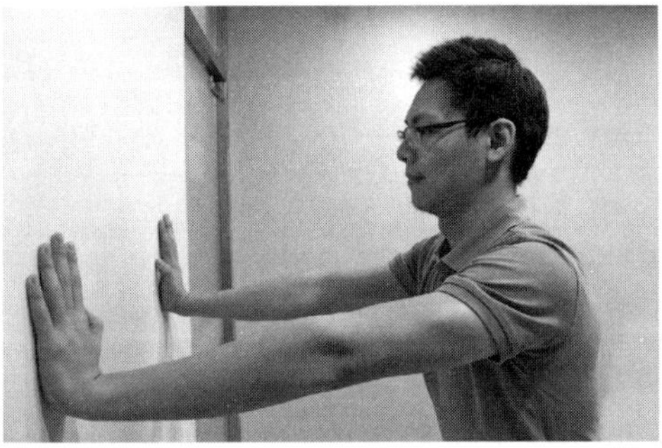

图1–1–7

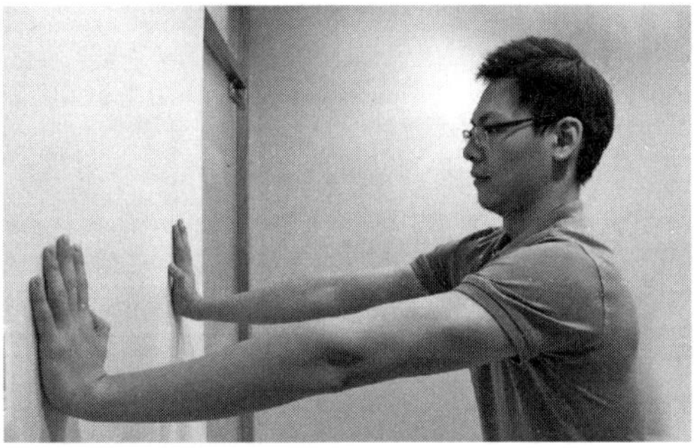

图1–1–8

4. 俯卧 Y/W/T字练习

（1）Y字：患者俯卧位，两臂伸直在头的两侧呈60°左右的夹角，两拇指指向天花板，手臂保持伸直并向拇指所指方向运动，到最大限度，动作的末端两臂之间的夹角仍然为60°左右，可在此处保持3～5秒，然后缓慢放下（图1–1–9）。10～20个为一

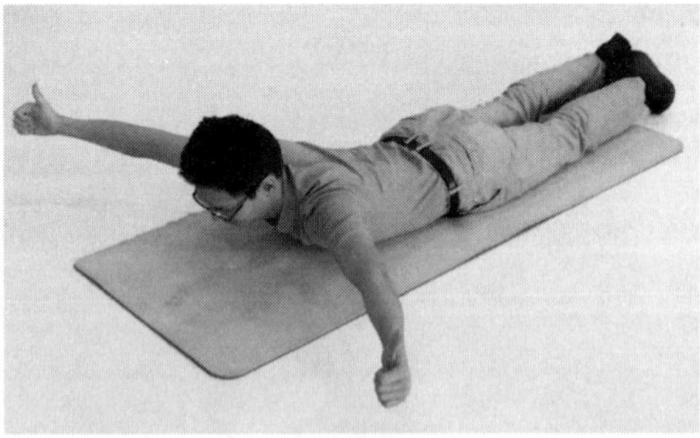

图1–1–9

组，练习至肌肉有酸胀感为宜，保持节奏。

（2）W字：患者俯卧位，两臂打开，屈肘成W形，拇指指向前外方，分开角度120° 左右，手臂向拇指方向运动，同时肘关节屈曲，肘关节指向臀部方向。运动到动作极限，动作末端双手与两肩在同一平面内，并且在末端保持3～5秒，然后缓慢放下（图1-1-10）。10～20个为一组，练习至肌肉有酸胀感为宜，保持节奏。

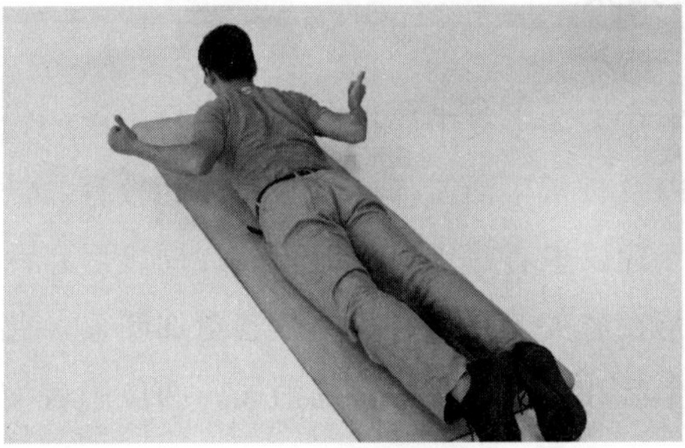

图1-1-10

（3）T字：患者俯卧位，起始姿势为两臂侧平举90° ，拇指指向天花板。两臂保持伸直，整个上肢向拇指所指方向运动到最大程度，同时有意识地收缩肩胛骨，目的是使两肩胛骨尽可能接触到，维持3～5秒。然后慢慢放下手臂（图1-1-11）。10～20个为一组，练习至肌肉有酸胀感为宜，保持节奏。

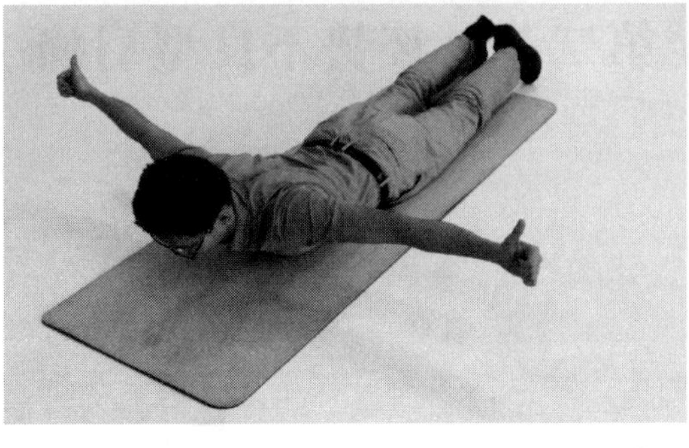

图1-1-11

5. 姿势改善

背包不宜过重，背包带不易过紧、过细；尽量背双肩包；避免长时间头部前伸及驼背的姿势。

四、运动康复效果

周女士和王先生在运动康复中心接受了每周2～3次的物理治疗、手法治疗和运动康复训练，以及日常生活工作中正常姿势的教育。治疗师也根据上述练习制订了家庭作业，建议患者每天坚持锻炼。12周之后，两位患者翼状肩得到明显的改善，特别是在肩关节上抬过程中改善更加明显。此外，肩关节活动幅度明显改善，日常生活和运动过程中疼痛消失，两位患者均感觉肩关节功能得到了明显的提高。

对于经常有肌肉僵硬及酸痛的患者，可优先尝试练习1和练习2进行肌肉的牵拉练习，随后进行练习3推墙俯卧撑的练习。而对于有运动需求的患者，可多强化练习3和练习4等肌肉力量练习。对于久坐及上班族，更应该注重姿势及不良习惯的改善。

第二节　姿势不良型肩痛

一、病例分析

【病例一】王先生，28岁，某公司程序员，经常加班，休息时间较少。右肩疼痛半年，胸背部偶有酸痛，偶尔有头痛和头晕、手臂麻的症状。两个月前因症状加重休息两周，并去医院做理疗和按摩后症状减轻，开始上班之后，症状又加重。偶然的机会，王先生从网上了解到运动康复中心更能有效地、针对性地解决此类问题，他便来到运动康复中心，找到运动康复治疗师，希望能得到解决的方法。

经运动康复治疗师观察，王先生自然站立下，呈头部前倾、圆肩姿势，头过度向前伸，下位颈椎前弯增加，胸椎后凸（图1–2–1）。检查其胸肌及斜方肌上束，表现为僵硬及酸痛。两臂上举活动受限，不能达到180°。其日常工作的姿势为长期头部前伸面对电脑。

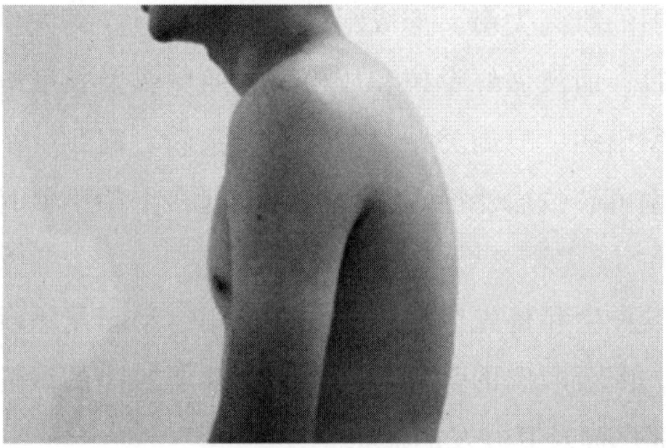

图1–2–1

【病例二】杨先生，34岁，健身爱好者。为了达到所谓的“健美”目的，杨先生在健身房多以胸肌和腹肌的锻炼为主，且不注重锻炼后的牵拉。近一个月来，左肩开始疼痛，尤以打篮球时症状明显。刚好打球时遇到一位运动康复治疗师，建议他到运动康复中心进行一段时间的治疗和康复，于是他来到运动康复中心，找到运动康复治疗师，希望能得到解决的方法。

经运动康复治疗师检查，杨先生胸肌僵硬、紧张，酸痛明显，背肌薄弱，且在放松的情况下呈含胸的姿态。

二、治疗师点评

运动康复治疗师检查后判断王先生和杨先生的圆肩姿态是导致肩痛等症状的主要原因。圆肩，指在坐位或站位时，头过度向前超过身体侧面中线，胸椎后凸，从侧面看，脊柱呈C形，肩膀前移。王先生的圆肩是长期伏案工作时不良姿势导致的。

对于王先生这类办公室工作人群，一天超过7个小时坐在电脑前办公，且多为伸头向前盯着电脑，两臂搭在办公桌上，微耸肩。长期在这种姿势下工作，将导致肩关节周围的肌肉失衡，形成圆肩姿势。而对于杨先生，则由于大量地练习胸肌忽略背肌，而没做好牵拉和放松，胸肌紧张及长度缩短，形成圆肩姿势。圆肩可导致颈椎病、肩周炎，引起头痛、头晕、肩颈、手臂、手指麻木等一系列的症状；也可导致肩峰撞击综合征，引起在上抬手臂时肩关节内部的撞击疼痛感。

因此，针对王先生和杨先生的症状，可采用运动康复手段，通过对日常生活中姿态的矫正，配合肌肉的牵拉练习、背部薄弱肌肉的锻炼，能有效改善由于圆肩导致的肩部疼痛及其并发的症状。

三、运动康复练习

1. 肩胛提肌按摩

肩胛提肌在体表可大致定位于耳朵的正下方到背部的后下方。可用拇指稍用力按压拨动，圆肩人群的肩胛提肌一般比较僵硬，容易找出其走向

（图1–2–2）。用拇指拨动这条肌肉，有轻微的酸痛感为宜，不可有强烈的疼痛感，否则会适得其反。按摩手法可每天进行，但每次时间不宜过长，否则会引起肌肉的疼痛或肿胀。

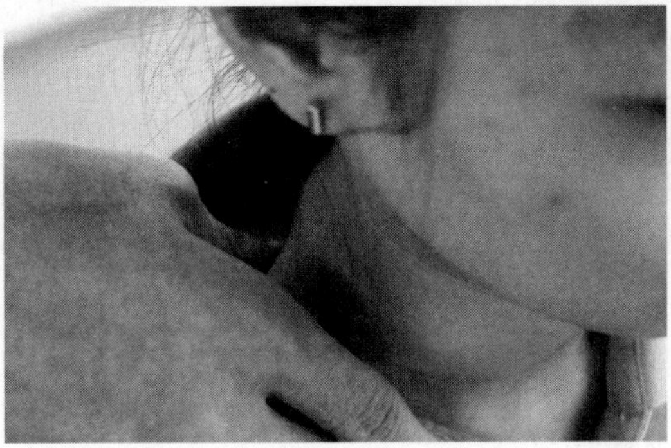

图1–2–2

2. 胸肌牵拉练习

动作参见本章第一节翼状肩型肩痛。

3. 上斜方肌、肩胛提肌牵拉练习

动作参见本章第一节翼状肩型肩痛。

4. 站姿背部滑墙练习

患者背靠墙站立，双手投降姿势紧贴墙面，然后维持紧贴墙面姿势下将双手高举向上，重复双手抬高放下动作（图1–2–3、图1–2–4）。注意头部和后背要完全贴紧，避免头前伸和驼背。10～20个为一组，练习至肌肉有酸胀感为宜，保持节奏。

注意：如果感觉做这个动作困难，说明胸肌比较紧张，应先牵拉胸肌，再做站姿背部滑墙练习。

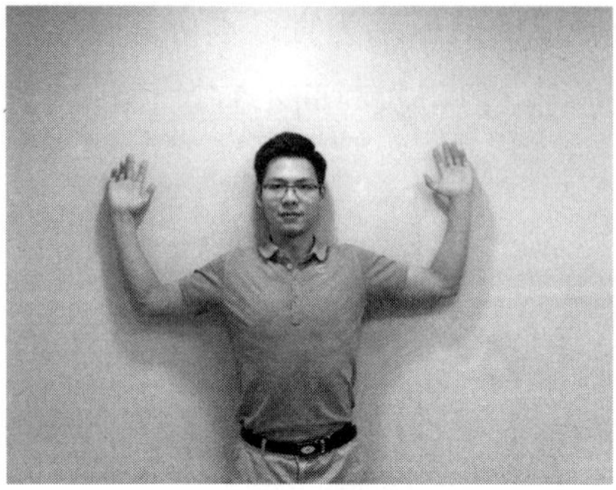

图1-2-3

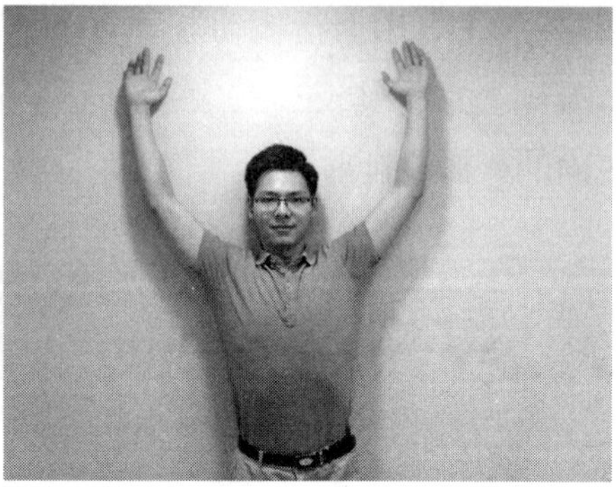

图1-2-4

5. 站姿肩关节外旋练习

患者背靠墙站立，双臂外展90°，屈肘90°，上臂固定不动，前臂缓慢下落至与地面平行（图1-2-5、图1-2-6）。停留3秒左右，缓慢还原。10～20个为一组，练习至肌肉有酸胀感为宜，保持节奏。

注意：肩胛骨固定在墙面上保持稳定，前臂上举下落时不要耸肩。保持核心紧张，挺胸收腹，均匀呼吸。

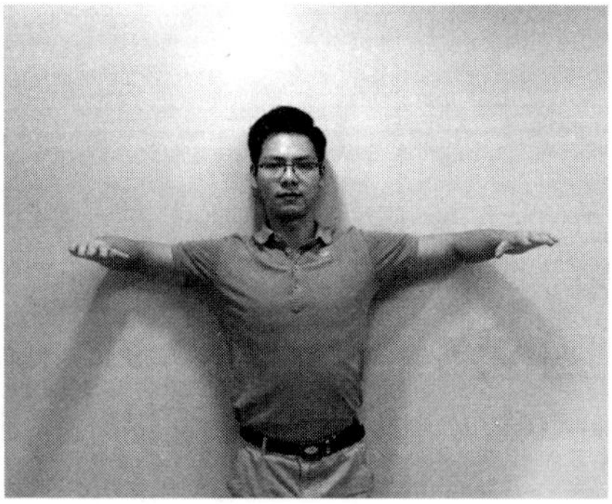

图1-2-5

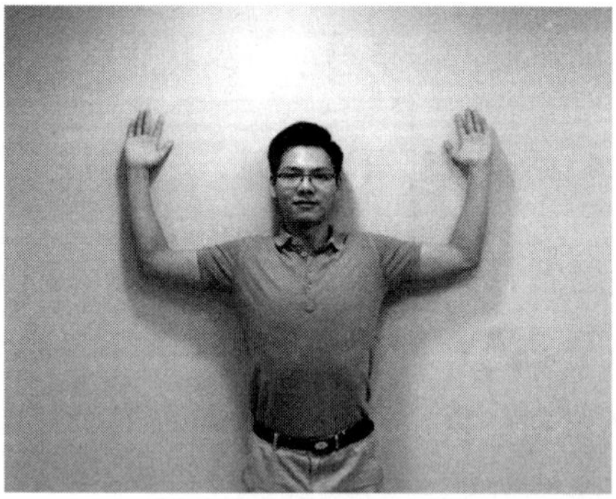

图1-2-6

对于办公室久坐人群导致的姿势不良，应优先考虑改变不良坐姿和习惯，配合以肌肉的牵拉和放松。而对于健身爱好者，应优先考虑牵拉胸肌，加强背肌。

四、运动康复效果

王先生和杨先生在运动康复中心接受了每周2～3次的物理治疗、手法治疗和运动康复训练，以及在工作中肩颈、胸部正常姿态的教育，运动康复治疗师又根据上述练习为他们制订了相应的家庭作业作为练习。12周之后，两位先生的圆肩、驼背以及头部前伸的姿态得到明显的改善，工作生活中肩关节疼痛的情况消失，自我感觉背部不适和紧张感完全消失了。

第三节　肩周炎

一、病例分析

【病例】郭女士，55岁，退休在家，退休前为出租车司机。日常活动为做家务，无规律运动。于4个月前出现持续性肩部疼痛，夜晚疼痛加剧，并影响到日常生活。不能拿高处的物品，做家务时肩部疼痛明显，活动受限制。曾做过针灸、按摩治疗，当时疼痛有好转，但两天后又加重。经朋友介绍，她来到运动康复中心，找到运动康复治疗师，希望能得到解决的方法。

根据运动康复治疗师的检查，郭女士的肩关节在各个方向的活动受限，包括外展、前屈、外旋等。其肩关节周围肌群的整体肌肉力量下降，包括三角肌、斜方肌、前锯肌、冈上肌、小圆肌等（图1–3–1）。肩部有压痛点，肌肉较僵硬。

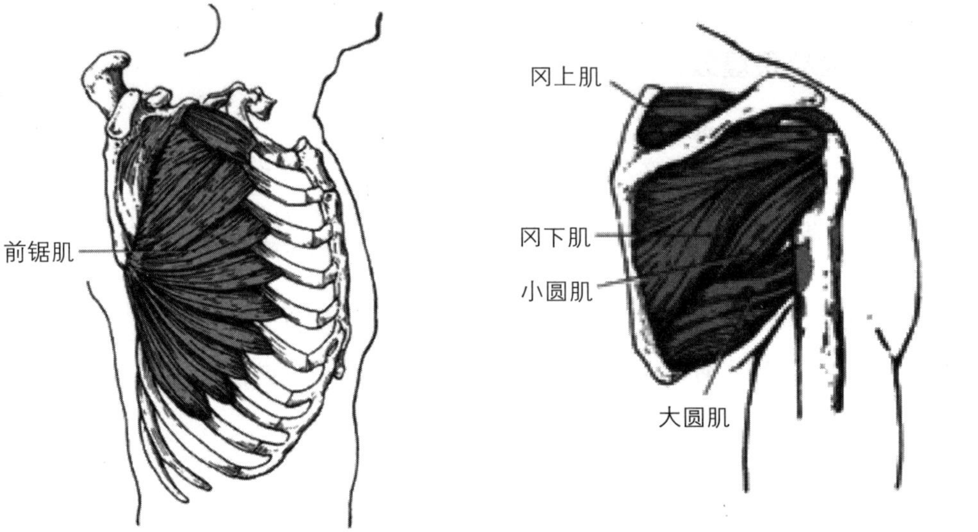

图1–3–1

二、治疗师点评

运动康复治疗师根据郭女士的症状诊断为肩周炎。肩周炎又称“五十肩”“冻结肩”。患肩周炎的人群深受肩部疼痛和运动障碍的困扰。肩周炎多发生在40～75岁，有肩外伤史、肩部的慢性损伤或劳损者高发，其缓慢发病，持续性疼痛，夜间加重，影响睡眠，部分人有前臂或颈部放射痛；上举、外展及肩部旋转功能受限，其中以外旋受限为主，梳头、穿衣、束带、举臂、掏裤兜等动作均感困难。在患肩周炎的初期2～3周往往为间歇性的疼痛，之后加重，三个月到半年后疼痛缓解，但是没有及时康复者会出现活动受限、肌肉萎缩等后果。

运动康复治疗师为郭女士制定了运动康复方案，从牵拉做起，放松周围肌肉，进一步增加活动范围，配合以力量训练，逐步恢复肩关节的功能。

三、运动康复练习

1. 肩关节站立牵拉练习

患者站立位，左臂屈肘放置于脑后，右手帮助尽力屈肘向右侧偏，以便左手能触摸到后背（图1–3–2、图1–3–3）。肩部有牵拉感时，保持30～60秒，3次为一组，两侧交替。

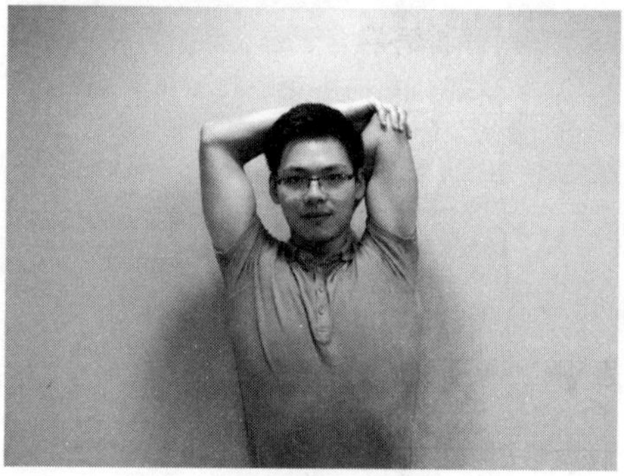

图1–3–2

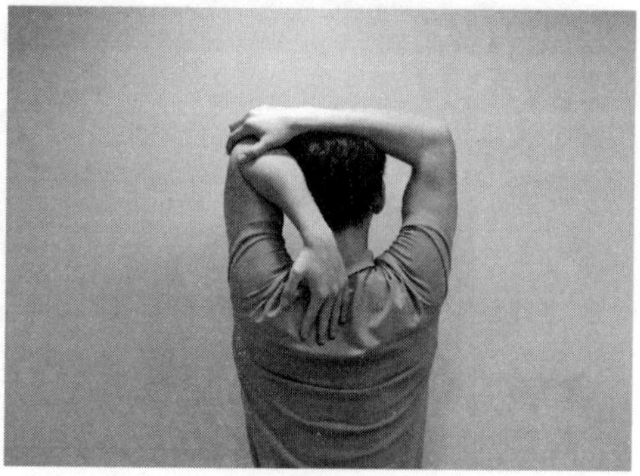

图1–3–3

注意：不要耸肩，保持肩部放松、身体直立，不要向前伸头、驼背和向前顶腰部。

2. 站姿背部滑墙练习

动作参见本章第二节姿势不良型肩痛。

3. 站立位爬墙练习

患者面对墙壁站立，距离墙壁少于一臂的距离，从最低点开始，用手沿着墙壁慢慢向上爬，直到达到最高点，保持5秒，然后再慢慢返回（图1–3–4、图1–3–5）。向上爬的高度在无痛和微痛范围内应该逐渐增加。10～20次为一组，练习至肌肉有酸胀感为宜。

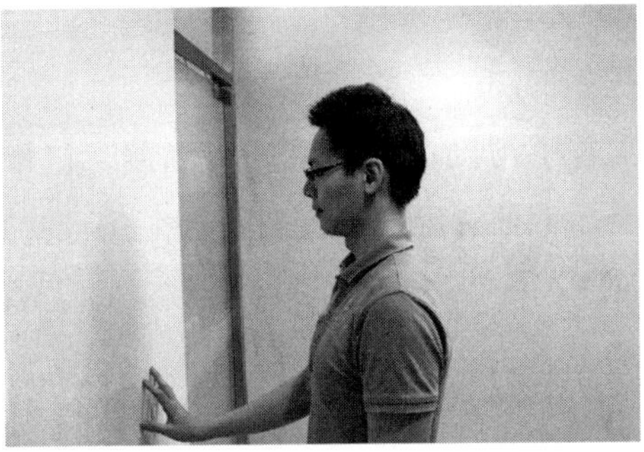
图1–3–4

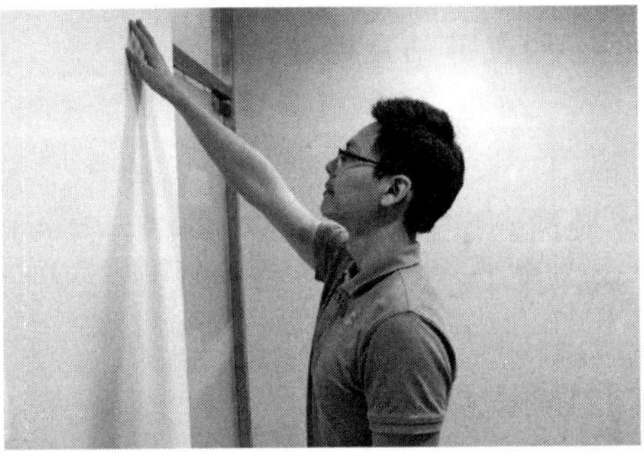
图1–3–5

4. 背后抓毛巾练习

患者站立位，双手于背后抓一条毛巾或者一根长杆，一手发力向上拉或者向下拉，牵拉另一侧肩关节（图1–3–6、图1–3–7），注意不要引起疼痛，有牵拉感即可保持30～60秒。3次为一组，两侧交替。

注意：避免耸肩、头前伸、驼背、弯腰动作。

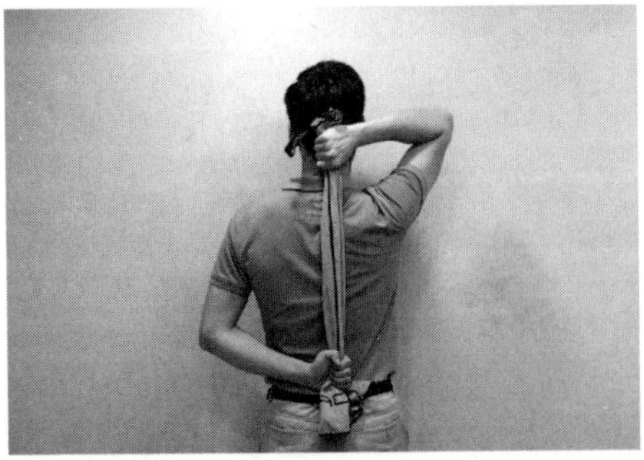
图1–3–6

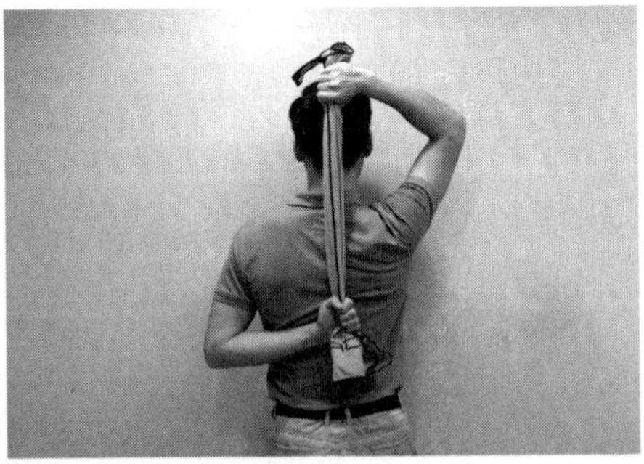
图1–3–7

5. 钟摆练习

患者一手扶椅子或者桌子作为支撑，躯体前倾，让另一侧手臂自然下垂，下垂的手臂在最大范围内做前后方向、左右方向、斜向以及画圆的摆动（图1–3–8、图1–3–9）。10～20次为一组，摆动幅度逐渐增加。

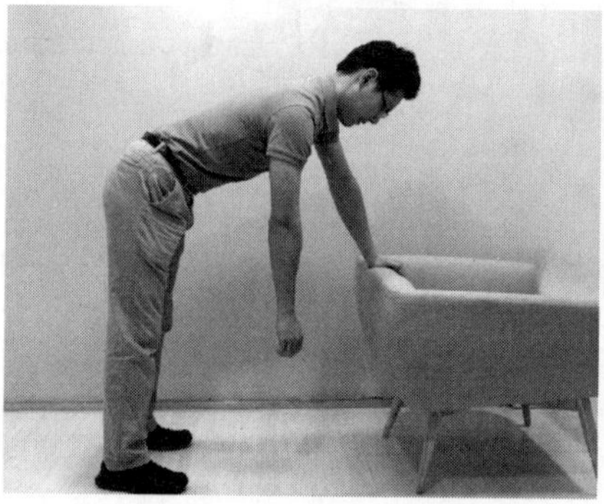

图1–3–8

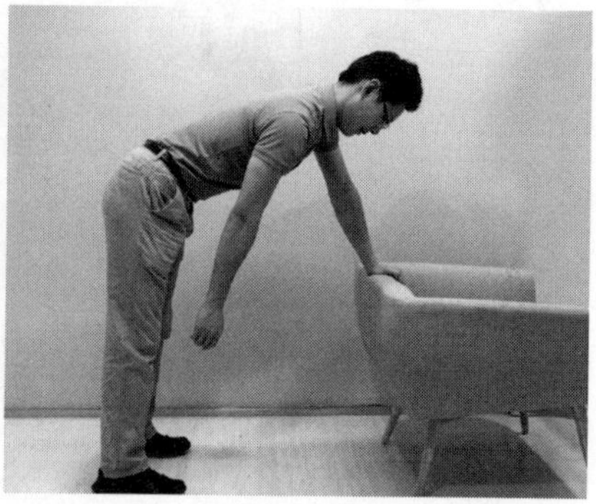

图1–3–9

6. 持物肩部小肌肉肌力练习

所用的重物可以是小哑铃、小球、装满水的矿泉水瓶等。初次练习时，重量从轻开始。

（1）肩屈曲：患者侧躺，髋关节和膝关节屈曲，上身保持一条直线，可枕自己的手臂或者枕头，将头置于自然放松的位置，一手持重物，从体侧（裤缝的位置）开始，沿水平线缓慢举到头顶，保持5秒，然后慢慢回到初始位置（图1–3–10）。10～20次为一组，练习至肌肉有酸胀感为宜。

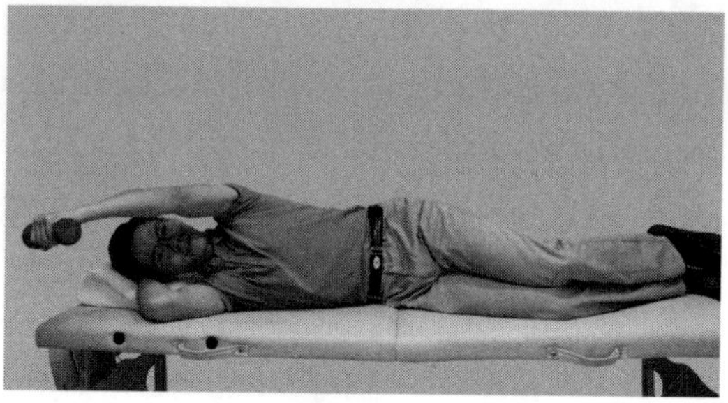

图1–3–10

（2）肩伸展：患者俯卧，一手持重物，从体侧（裤缝的位置）开始，沿垂直于地面的路线缓慢后伸，到最大范围，保持5秒，然后慢慢回到初始位置（图1-3-11）。10～20次为一组，练习至肌肉有酸胀感为宜。

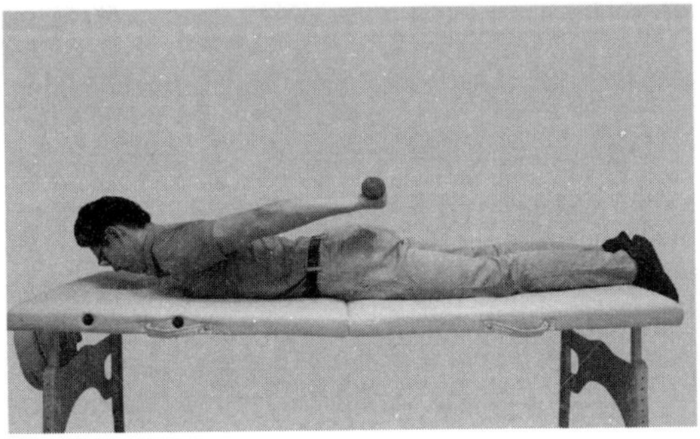

图1-3-11

7. 肩内外旋练习

患者侧躺，髋关节和膝关节屈曲，上身保持一条直线，可枕自己的手臂或者枕头，将头置于自然放松的位置，手持重物，于上臂和躯干之间夹毛巾卷，肘关节屈曲，前臂与上臂成90° 置于体侧，保持屈肘90° ，前臂向上转动、向下转动，做最大范围的内外旋动作（图1-3-12）。10～20次为一组，练习至肌肉有酸胀感为宜。

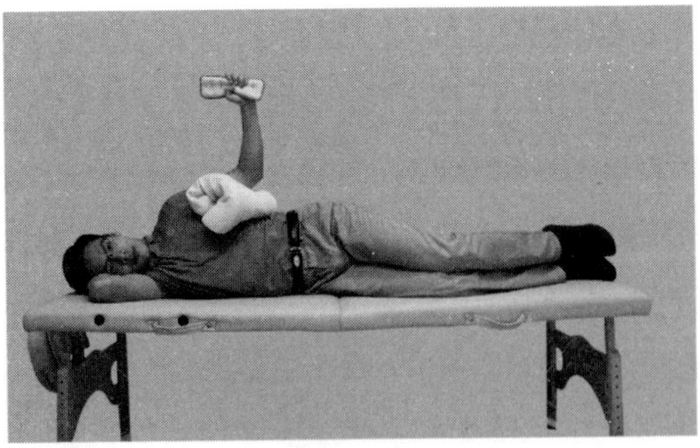

图1-3-12

8. 肩外展90°　内外旋练习

患者俯卧，一侧肩关节伸出床边，肩关节外展90°，肘关节屈曲90°，手持重物，在最大范围内做旋内和旋外动作，注意避免耸肩动作、肩关节前伸动作（图1-3-13）。10～20次为一组，练习至肌肉有酸胀感为宜。

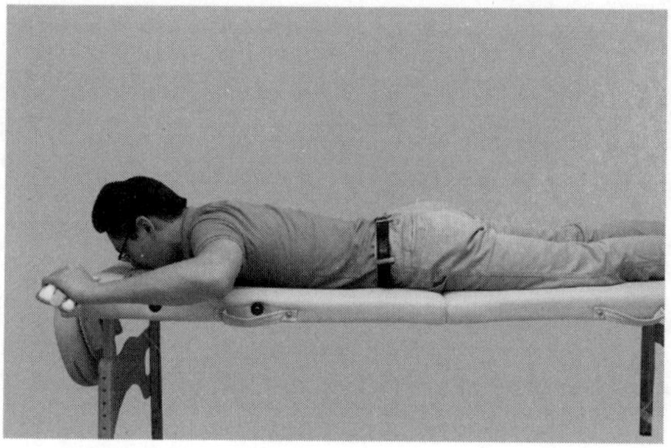

图1-3-13

对于肩周炎初期疼痛较明显的患者，优先考虑进行肌肉的牵拉及3、4、5的练习，疼痛缓解后，可进行6、7、8的练习。

四、运动康复效果

郭女士在运动康复中心接受了每周2～3次的物理治疗、手法治疗和运动康复训练，运动康复治疗师根据上述肩关节活动度练习和肌肉力量练习制订了家庭作业，督促郭女士在家按时完成。8周之后，郭女士肩膀的疼痛感明显减轻，肩关节活动幅度明显提高，日常生活活动功能诸如穿衣、梳头等恢复到了正常水平。

第四节 肩袖损伤

一、病例分析

【病例一】肖先生，年龄43岁，机关文职人员，平时喜欢自由泳，频率为一周4或5次，每次一个半小时。右肩外侧疼痛半年，前屈、外展时疼痛加重。期间曾做过超短波理疗，未见明显疗效。一个好朋友和肖先生有同样的问题，听朋友说在运动康复中心他的问题很快地得到了解决，于是肖先生也来到运动康复中心，找到运动康复治疗师，希望能得到解决的方法。

经运动康复治疗师检查，肖先生的肩部被动活动正常，主动活动在外展、上举、后伸位受限疼痛，尤其在使上臂外展至60° ～120° 间疼痛，在小于60° 及大于120° 时疼痛缓解，肱骨大结节部、肩峰下有明显压痛，抗阻肩上举时疼痛。

【病例二】周女士，年龄32岁，网球爱好者，右肩疼痛半年。打球时挥拍等动作疼痛加重，日常生活中，如推门等动作也会有疼痛。期间曾做过针灸等治疗，症状有缓解，但是运动后还是会有肩痛出现。经朋友介绍，她来到运动康复中心，找到运动康复治疗师，希望能得到解决的方法。

经运动康复治疗师检查，周女士在肩关节做抗阻外旋时，疼痛最明显，前屈等动作正常。

二、治疗师点评

运动康复治疗师由此判断肖先生及周女士均为肩袖损伤，肖先生冈上肌损伤明显，而周女士为肩关节外旋肌群的损伤。肩袖损伤是指肩袖肌腱和肩峰下滑囊的创伤性炎症（图1–4–1）。肩袖损伤是热爱或从事上肢过头项目人群的常见损伤，如游泳、羽毛球、排球等项目。冈上肌为肩袖的薄弱点，因此多以冈上肌肌腱的症状比较突出。肩袖损伤的患者肩关节在外展至60°～120°时的疼痛明显，小于和大于这个范围疼痛缓解。做推门、背手走路、招财猫摆臂、投篮、游泳、拿高处的东西等动作时肩峰下有明显的疼痛。

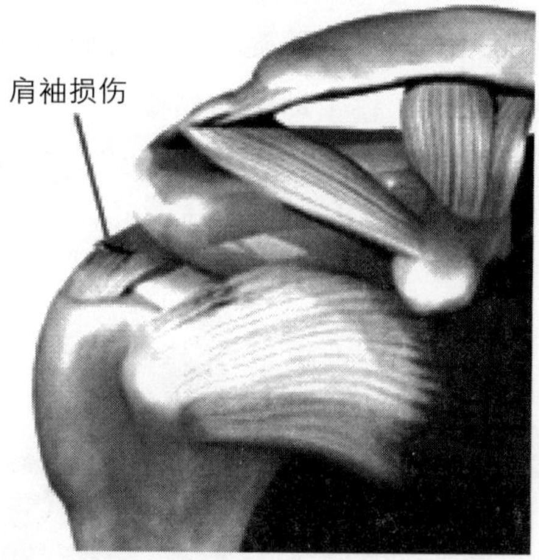

图1–4–1

运动康复治疗师制订的康复练习计划的重点是放松胸部肌肉，提高肩关节活动度以及肩袖肌群的肌肉力量，使肩关节的运动趋于正常，平衡肩周肌肉力量，加强稳定肩胛骨。

三、运动康复练习

1. 胸肌牵拉练习

动作参见本章第一节翼状肩型肩痛。

2. 上斜方肌、肩胛提肌牵拉练习

动作参见本章第一节翼状肩型肩痛。

3. "拔剑"练习

患者站立位，起始姿势为右手放在左侧髋处，手心朝向下方。手持小哑铃，缓慢向右上方抬起，同时将前臂旋转至手心面向身后，至上肢完全伸直、肩关节完全打开为终末位置，整个动作形如拔剑。然后从终末位按原路返回，至起始位（图1–4–2、图1–4–3）。10～20次为一组，练习至肌肉有酸胀感为宜，双侧交替。

注意：不要耸肩。

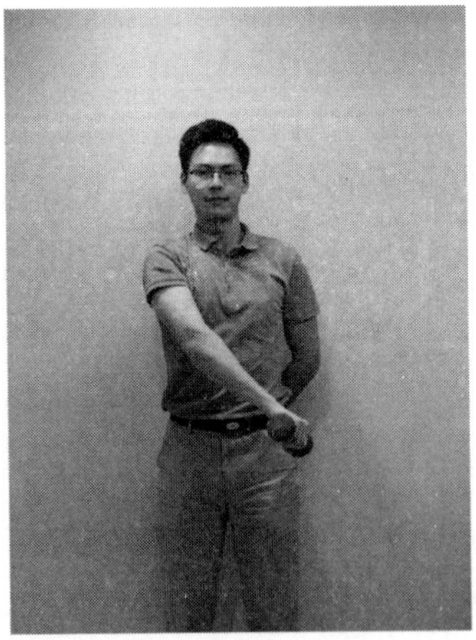

图1–4–2

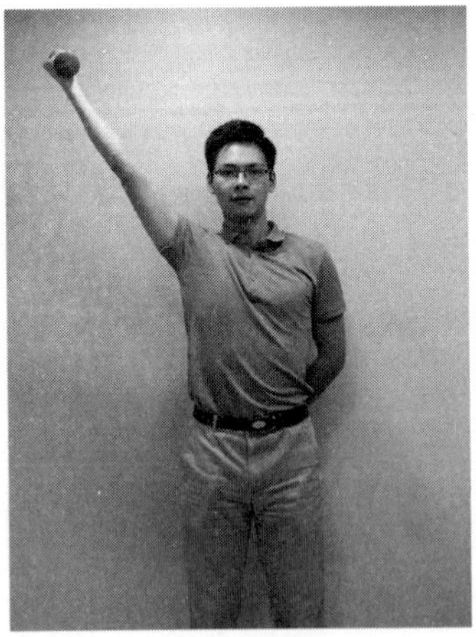

图1–4–3

4. “抓耳朵——插安全带”练习

患者站立位，起始姿势为右手放在右侧髋处，手心朝向后下方。手持小哑铃，缓慢向左上方抬起，同时将前臂旋转至手心面向患者的前方，至手到耳边，整个动作形如用右侧手去抓左侧的耳朵。然后从终末位按原路返回至起始位，形如插安全带（图1–4–4、图1–4–5）。10～20次为一组，练习至肌肉有酸胀感为宜，双侧交替。

注意：不要耸肩。

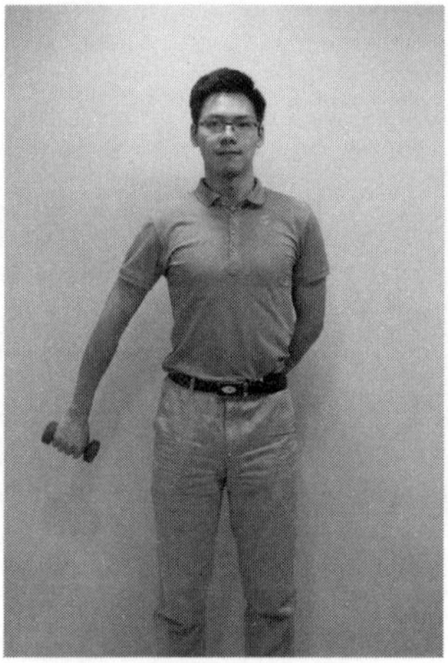
图1–4–4

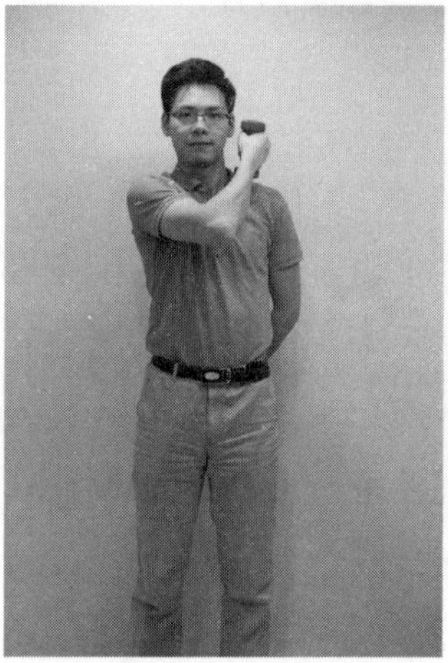
图1–4–5

5. 持物肩部小肌肉肌力练习

动作参见本章第三节肩周炎。

6. 推墙俯卧撑练习

动作参见本章第一节翼状肩型肩痛。

四、运动康复效果

肖先生和周女士在运动康复中心接受了每周2～3次的物理治疗，运动康复治疗师针对患者因肩袖损伤引起的肩胛骨灵活性和控制障碍设计了相应的肩胛骨活动度练习和动作模式纠正，以及运动康复训练。运动康复治疗师又根据上述练习制订了相应的家庭作业。8周之后，两位患者肩膀在上抬过程中的疼痛消失，肩关节内旋、前屈和外展功能恢复正常，开心的是两位患者在运动过程中都感觉肩关节活动更为有力、更加流畅了。

总结：

肩关节是一个灵活性较强的关节，一旦出现疼痛、活动受限，将严重影响日常生活。根据患者的症状，若肌肉僵硬和酸痛明显，建议先通过手法按摩及牵拉等方法放松紧张的肌肉，然后再针对性地配合以薄弱肌肉的加强练习。同时，每位患者都要注意改变不良的生活习惯，加强运动。如果根据本章节提到的内容无法进行自我判断，建议求助专业的医疗和康复机构进行康复损伤的评定。

注：本章各节康复练习动图，可通过扫描右侧二维码获得。

第二章　肘关节疼痛的运动康复

第一节　网球肘

一、病例分析

【病例一】张阿姨，50岁，退休后积极参加体育活动，最喜欢的运动是乒乓球和羽毛球，可是在和球友打完一场强度较大的比赛之后，第二天早晨洗脸拧毛巾的时候，右侧肘关节外侧非常疼，严重的时候会感觉整个前臂外侧疼痛。此外，张阿姨还发现自己在拧瓶盖、洗衣、扫地或拎重物时肘关节疼痛明显。疼痛已持续1个月，期间张阿姨尝试用手揉痛点，有好转。休息后好转，但疼痛无法消除。张阿姨通过网络了解到自己的症状可以通过运动康复解决，于是来到运动康复中心，找到了运动康复治疗师。

张阿姨的症状主要表现为活动中肘关节外侧疼痛，并伴有前臂外侧放射痛，前臂向外侧旋转、肘关节伸直时症状加重；肘关节外侧有明显压痛点。此外，运动康复治疗师在检查中还发现，张阿姨用力握拳和屈腕时发生肘外侧疼痛（图2–1–1、图2–1–2）。张阿姨告诉运动康复治疗师，休息可以使疼痛缓解，但并不能使疼痛消除。

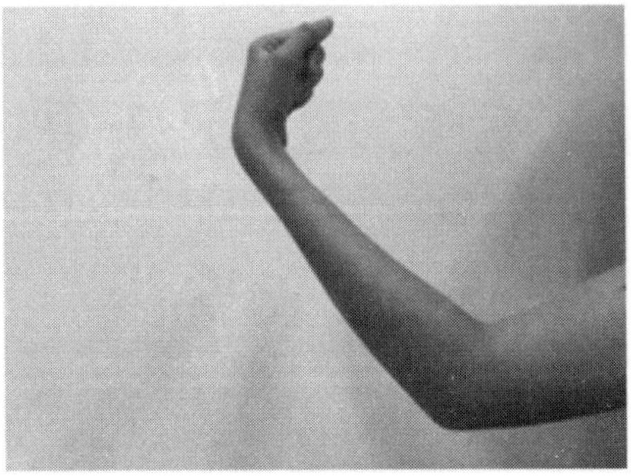

图2-1-1

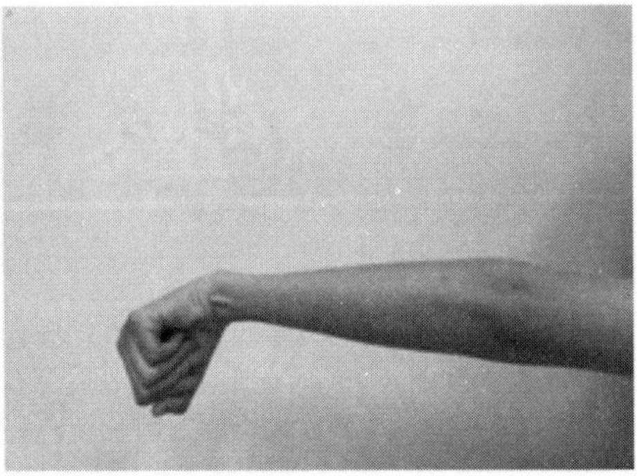

图2-1-2

【病例二】陈先生，25岁，从大学开始喜欢上网球运动，但没有接受过专业教练的指导，右手持拍。现在陈先生每周保持三次网球运动，为了提高自己的整体水平，每次运动时都会加强自己的弱项——反手击球。最近一次他发现自己用力握拍时肘关节外侧有疼痛，这影响他做网球运动的任何一个动作，运动后喝水时的拧瓶盖动作也会诱发疼痛，具体疼痛位置见图2-1-3。

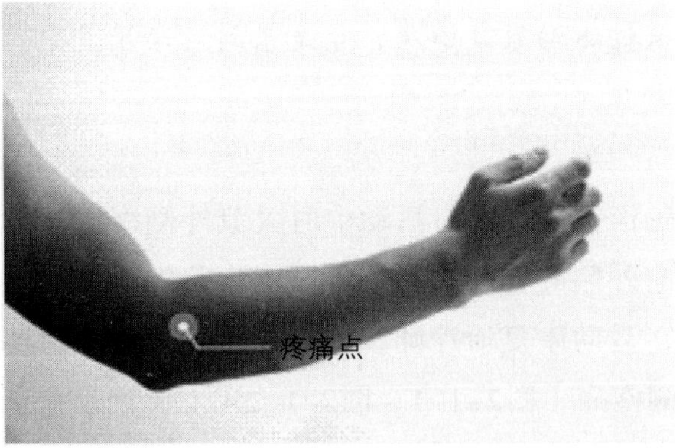

图2-1-3

陈先生休息一周，未做任何运动，发现有好转，但恢复打网球后疼痛再次出现。朋友告诉陈先生他的症状可以通过运动康复的手段进行治疗，于是他来到运动康复中心，希望能得到解决的方法。

陈先生肘关节外侧压痛明显，在活动中出现疼痛，向前臂外侧放射，前臂旋后、伸肘动作时加重。运动康复治疗师让陈先生做肘伸直、握拳、屈腕和前臂向前旋转的动作，发生肘外侧疼痛。此外，陈先生还告诉运动康复治疗师，当他握拳、屈腕，另一只手压于患侧手指背侧，再做伸指、伸腕的动作时也会出现疼痛。

二、治疗师点评

网球肘，一般认为是因前臂肌肉的长期反复强烈的收缩、被牵拉，使这些肌腱的附着处发生不同程度的急性或慢性损伤，肌纤维形成无菌性炎症反应而发病。

运动康复治疗师根据张阿姨和陈先生的症状表现确诊为“网球肘”。这是由于张阿姨长期重复同一动作，如绣十字绣、拧毛巾、扫地、提重物等，这些动作都以伸腕和前臂向外旋转为主，长期的使用导致肱骨外上髁伸肌总腱起点处被反复牵拉，造成微细损伤。久而久之，微细损伤积累形成慢性劳损，从而引起“网球肘”。网球运动爱好者陈先生在没有专业人士的指导下，动作不规范，尤其在“反拍”击球时，球的反复冲击力作用于伸腕肌和前臂旋后肌，长期不正确的动作模式造成肱骨外上髁伸肌总腱起点处的慢性劳损及反复牵拉，即会出现“网球肘”。

运动康复治疗师认为，张阿姨的肘关节疼痛和其长期重复伸腕和前臂旋后动作有关；而陈先生的肘关节疼痛和动作不规范以及其长期重复击球动作有关。两位患者都是因长期使用伸腕肌肉，导致慢性劳损。处理此类问题时，减少肱骨外上髁伸肌总腱受到的拉力是重中之重，因此康复重点是放松紧张的伸腕肌群，此外还要加强该肌群的肌耐力，同时正确的姿势纠正也很重要。

三、运动康复练习

1. 坐位疼痛点按摩

患者坐位，手臂放松，右侧掌心朝下（前臂旋前），用另一只手的拇指推压肘关节外侧的筋膜和其他组织，达到放松效果。每个痛点保持30～60秒，3次为一组，重复练习2～3组。

练习时出现酸胀感是正常现象，但需要注意勿用力过大造成剧烈疼痛。

2. 坐位伸腕肌群牵拉练习

患者坐位，右侧肩关节前屈，内旋掌心向下，肘关节伸直。右手放在左手背上并向下用力，首先充分屈腕，然后屈指（图2–1–4）。于最大幅度保持30秒，3次为一组，重复练习2～3组。

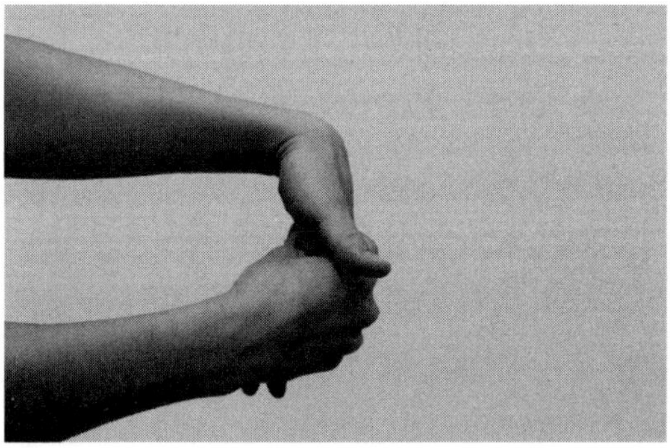

图2–1–4

注意：牵拉时有肌肉组织的牵伸感为宜，切勿出现疼痛。可将手旋转至不同位置，获得更大的牵拉感觉。

3. 坐位前臂旋后肌群牵拉练习

患者舒适坐位或站位，屈肘，前臂旋前、掌心向下，对侧手环绕于被牵拉侧臂的腕关节下方，被动使被牵拉侧前臂旋前至终末位，于最大幅度保持30秒（图2–1–5）。3次为一组，重复练习2～3组。

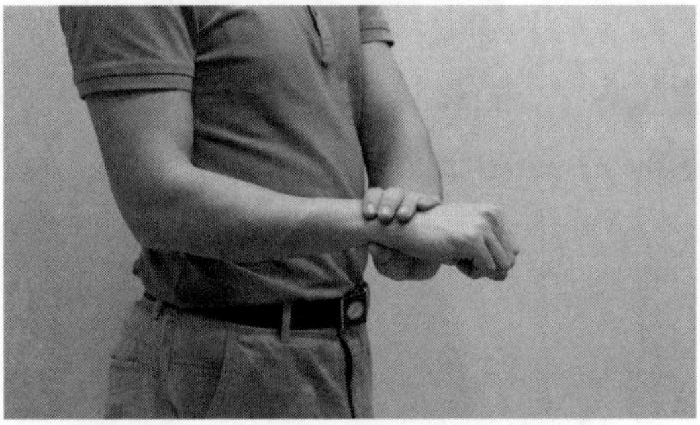

图2–1–5

注意：牵拉时有肌肉组织的牵伸感为宜，切勿出现疼痛。

4. 站位牵拉肱三头肌练习

患者站立位，右侧手臂屈肘置于头后，掌心与身体相对，对侧手抓住被牵拉肘关节处，向牵拉一侧方向用力，到一定位置时保持30秒（图2–1–6）。3次为一组，重复练习2～3组。

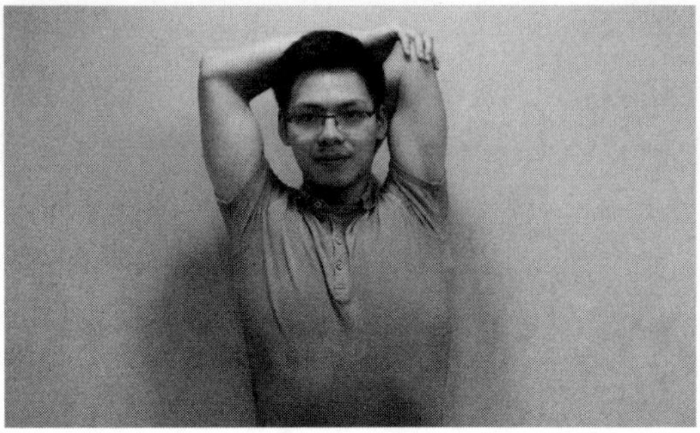

图2–1–6

注意：牵拉时有肌肉组织的牵伸感为宜，切勿出现疼痛。

5. 坐位屈腕伸腕练习

（1）屈腕练习：患者坐位，利用哑铃进行。右侧肘关节屈曲，前臂置于桌面上，腕关节在桌面外侧，手心向上握住哑铃。向上快速地进行屈腕动作，然后缓慢放下（图2–1–7）。重复10 次为一组，做2～3组，保持节奏，练习至肌肉有酸胀感为宜，双侧交替。

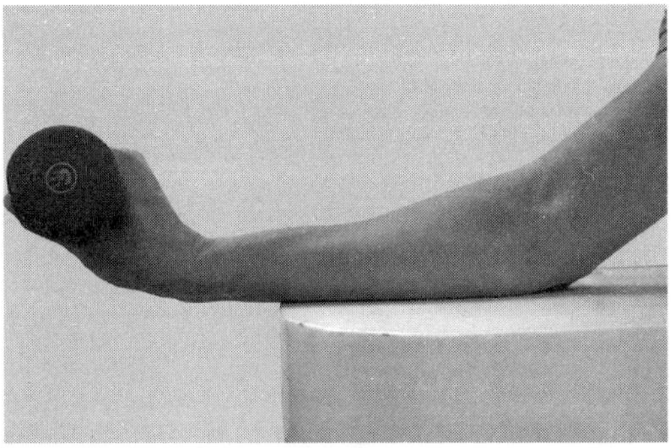

图2–1–7

（2）伸腕练习：患者坐位，基本动作同屈腕练习，但手心向下握住哑铃。向上快速地进行伸腕动作，然后缓慢放下（图2–1–8）。重复10 次为一组，练习2～3组，保持节奏，练习至肌肉有酸胀感为宜，双侧交替。

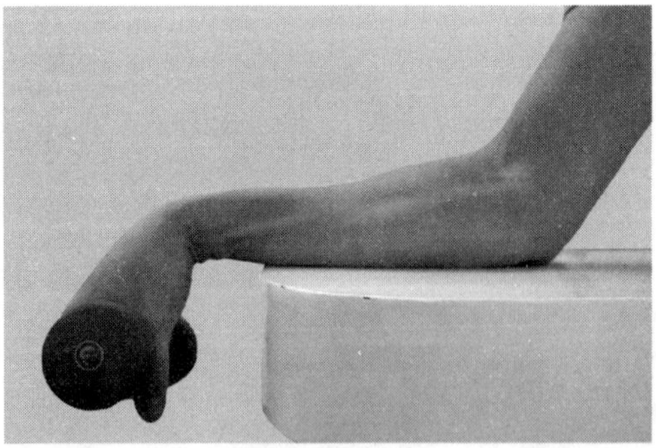

图2–1–8

初始练习时重量不宜过大，随着力量的提升，逐渐增加次数和重量。

6. 坐位前臂旋前旋后练习

患者站立位或坐位均可，右臂屈肘90°，上臂贴在身体侧方，利用哑铃进行。哑铃垂直于地面开始，向内快速旋转进行力量练习，然后缓慢回到起始位。每个方向10～20次为一组，练习2～3组，保持节奏，练习至肌肉有酸胀感为宜，双侧交替。旋后练习与上述动作类似，但方向相反（图2-1-9～图2-1-11）。

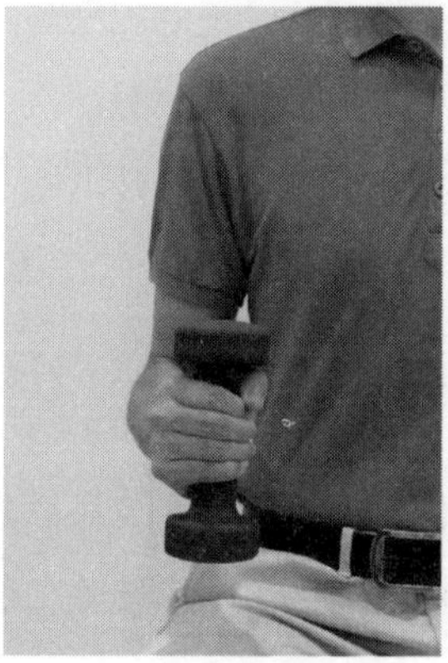

图2-1-9

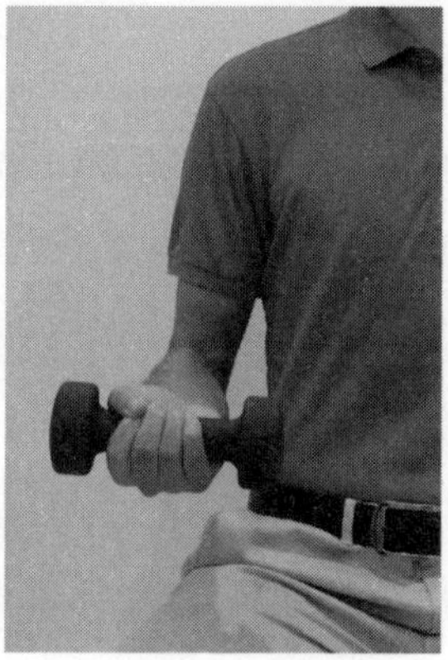

图2-1-10

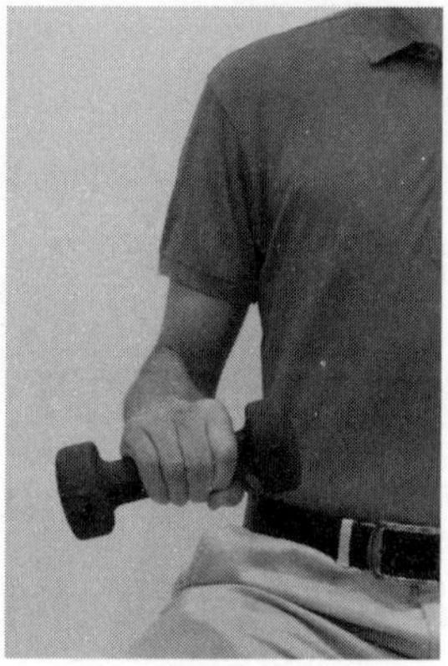

图2-1-11

注意：练习时不要出现肩关节的外展代偿动作，必要时可在腋下夹一个小毛巾卷。

初始练习时2～3组为宜，一段时间之后，逐渐增加重复次数和重量。

7. 坐位手指力量练习

患者坐位，橡皮筋绕着手指，做伸手指练习（图2-1-12）。20次为一组，练习2～3组，快速撑开皮筋，缓慢有控制地收回，保持节奏，练习至肌肉有酸胀感为宜。

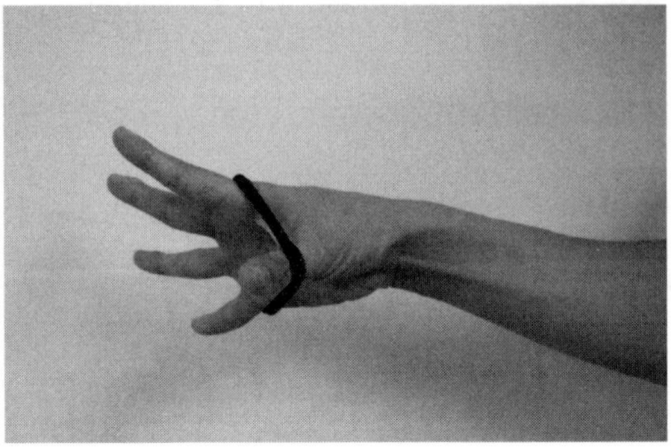

图2-1-12

若20次练习完成之后酸胀感过度，需要减少次数。随着手指力量的增加，可换用不同弹性的橡皮筋。

8. 取物放回练习

在家务劳动中经常会有将物品取下和放回的动作，如果该动作只以肘关节为支点来回转动前臂，长时间重复屈伸肘关节和手腕，就会出现肘关节外侧疼痛（图2-1-13）。

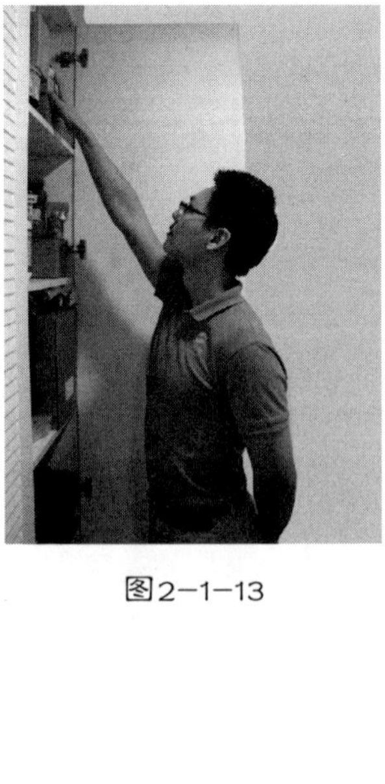

图2-1-13

如果您也有这样的习惯，那么您需要增加上肢肩的动作协调性，让肩负责一部分肘关节的活动，减缓肘外侧和手腕的压力。正确动作应当是取下和放回物品时，尽量保持肘关节和腕关节伸直，通过充分活动肩关节来完成此动作。

9. 提起重物姿势纠正

许多人在拎重物时习惯性地会将前臂外旋，也就是将前臂内侧朝向身体正前方，再加上伸腕动作，也许您会觉得这样省力，但这种动作其实是错误的。这样使您的前臂伸肌肌群长时间收缩，导致肌肉紧张，引发疼痛。为了解决这一问题，您提起重物时，要上肢自然下垂，掌心向内，注意手腕前臂和肘的位置。

10. 弹力带抗阻练习

如果您是网球运动爱好者，那么以上的力量练习是不够的，您需要增加整个身体的协调运动，包括肩、肘和下肢的配合，从而避免肘关节承受过多的应力刺激。

以下动作模拟网球中正手、反手动作来进行弹力带抗阻练习，从而强化上肢、躯干、骨盆、下肢在正确动作模式下的协调性。

站立位，将弹力带固定在柱子或其他物体上，手握弹力带另一端，模拟正、反手击球动作模式。快速完成击球动作，缓慢回到起始位（图2-1-14～图2-1-16）。10～20次为一组，练习2～3组，保持节奏，练习至肌肉有酸胀感为宜。

注意：在强化动作模式的练习中，切勿过度使用上肢，应该注意力量由脚向上传递，利用下肢蹬伸、骨盆旋转带动躯干以及上肢的模式进行。

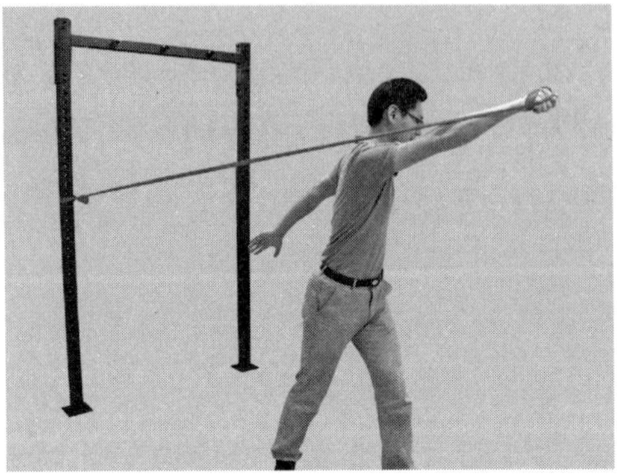

图2-1-14

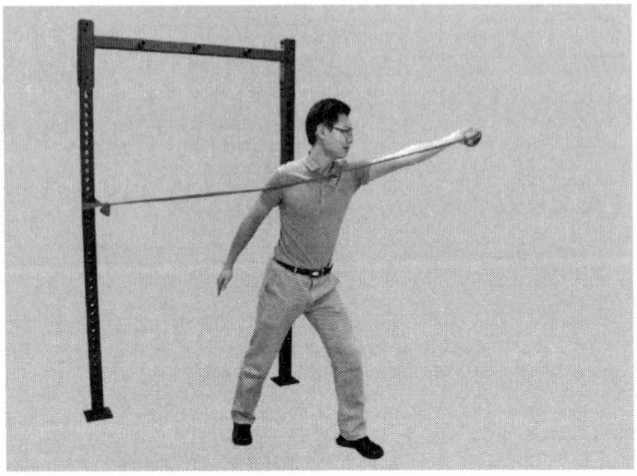

图2-1-15

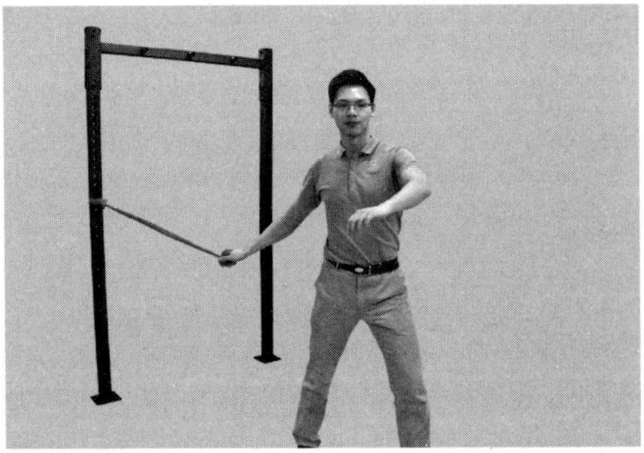

图2-1-16

11. 网球肘的预防

网球爱好者如何预防网球肘？第一，选择合适的球拍，选择球拍应从球拍的握柄、材质、重量、拍面的大小来考虑，并且合理使用避震器和降低穿线的磅数，有效地降低击球时对手臂的冲击力。第二，必须强调的是握拍动作的规范性。不正确的技术动作会导致击球时肘关节处受到的冲击和压力增加，从而容易出现“网球肘”，所以纠正错误击球动作非常重要。第三，合理选择佩戴运动护具可以起到一定的预防作用。

四、运动康复效果

张阿姨和陈先生在运动康复中心先接受了物理治疗和手法治疗来消除炎症、缓解疼痛，随后逐渐加入不同强度的治疗训练，经过6周、每周3次的治疗以及按照上述锻炼方案完成家庭作业，使得肱骨外侧的疼痛明显缓解，特别是在前臂抗阻旋后的动作中改善更加明显。此外，两人的肘关节周围肌肉力量明显提升，张阿姨在生活中已经会下意识地纠正自己的异常姿势，陈先生在运动康复治疗师的指导下优化了自己的动作模式，两人感觉生活质量和运动能力得到了明显的提升。

第二节 高尔夫球肘

一、病例分析

【病例】王先生，50岁，退休老干部。由于之前的工作关系，王先生接触了高尔夫球运动并成为现在每周的运动习惯。最近一段时间，王先生自觉右侧肘关节内侧疼痛，有时疼痛会放射至前臂；不能用力握拳和屈腕，提重物时也会出现疼痛。目前他已被迫停止高尔夫球运动，在朋友的建议下，他来到运动康复中心，找到运动康复治疗师，希望能够缓解症状并回归运动。

运动康复治疗师检查发现，王先生的肘关节内侧有压痛，关节无肿胀，活动正常。活动时肘关节内侧疼痛，有时会沿内侧向前臂外侧放射，偶感小指串麻，前臂旋后、屈腕动作时疼痛加重，具体疼痛位置见图2-2-1。同时王先生在伸肘、腕背伸、握拳的姿势下，做前臂旋后的动作时，会引起肘内侧疼痛。

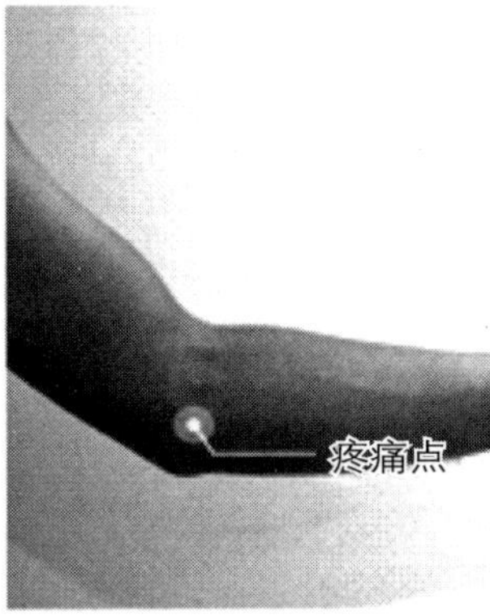

图2-2-1

二、治疗师点评

高尔夫球肘是肘关节内侧前臂屈肌总肌腱附着在肱骨内上髁的肌腱末端病，高尔夫球爱好者由于长期多次挥杆，慢性劳损，造成肘关节内侧疼痛。

治疗师根据王先生的症状和查体结果诊断为“高尔夫球肘”。当高尔夫球挥杆动作上杆到最高点时，此时肌肉处于外翻的压力之下，该压力贯穿下摆动作的整个过程中直至撞击到高尔夫球，因腕关节背伸、前臂旋后位时击球受到的冲击力以及在之后挥杆中的屈腕动作，肱骨内上髁处被反复牵拉，微细损伤不断积累形成慢性劳损。

综上，运动康复治疗师为王先生制定了针对性的运动康复方案。长期重复错误的高尔夫挥杆动作，造成腕屈肌群紧张，从而使肘关节内侧肌腱止点受到的牵拉力增大。因此，腕屈肌牵拉放松是十分重要的，同时需要加强腕屈肌群耐力，建议他请专业人士对他的挥杆动作进行纠正。

三、运动康复练习

1. 疼痛点按摩

首先需要找到肘关节内侧痛点位置，用网球按住痛点，用力沿前臂滚动痛点周围，来按摩放松痛点（图2–2–2）。每个痛点保持30～60秒，3次为一组。

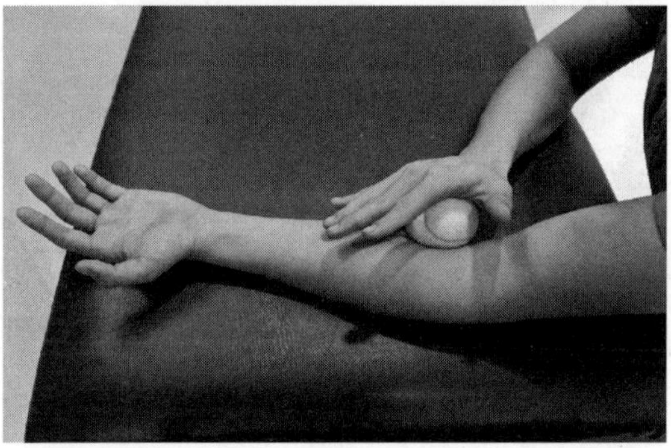

图2–2–2

2. 坐位屈腕肌肉牵拉练习

患者坐位，右侧肩关节前屈，外旋掌心向上，肘关节伸直，左手手掌放于右手手掌上并向下牵拉，保持自然呼吸，达到最大幅度并保持30～60秒，3次为一组，重复2～3组（图2–2–3）。

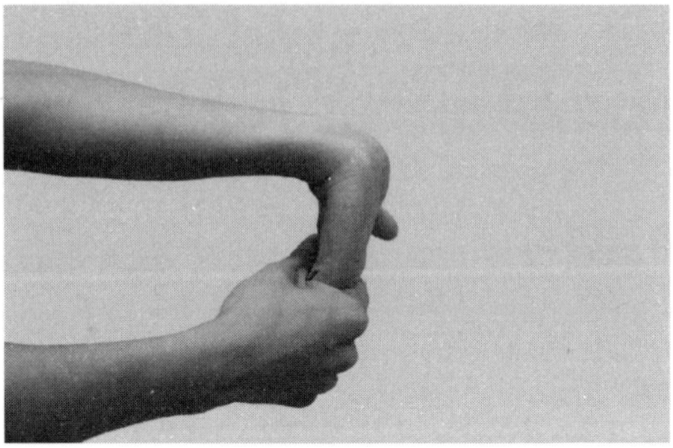

图2-2-3

注意：牵拉时有肌肉组织的牵伸感为宜，切勿出现疼痛。

3. 坐位旋前圆肌牵拉练习

患者舒服坐位或站立位，右侧肘关节屈曲，前臂旋后掌心向上，左手环绕于右侧腕关节下方，被动旋后被牵拉侧前臂，保持30～60秒，3次为一组，重复练习2～3组（图2-2-4）。

注意：牵拉时有肌肉组织的牵伸感为宜，切勿出现疼痛。

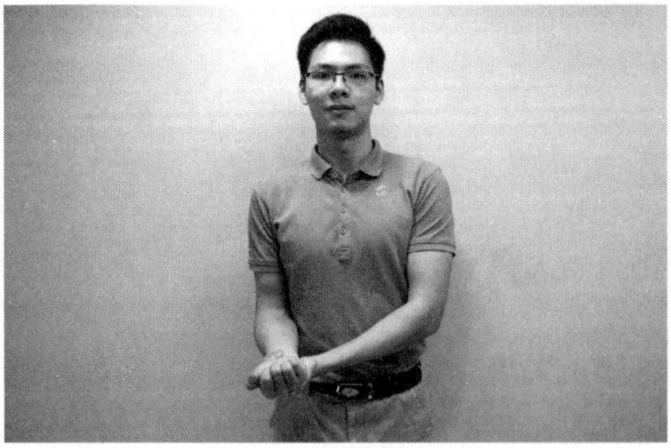

图2-2-4

4. 坐位屈腕伸腕练习

动作参见本章第一节网球肘。

5. 坐位前臂旋前旋后练习

动作参见本章第一节网球肘。

6. 坐位抓球练习

患者坐位，利用网球、橡胶圈或握力器等，左手用力挤压15次为一组，练习3组，保持节奏，练习至肌肉有酸胀感为宜（图2–2–5）。

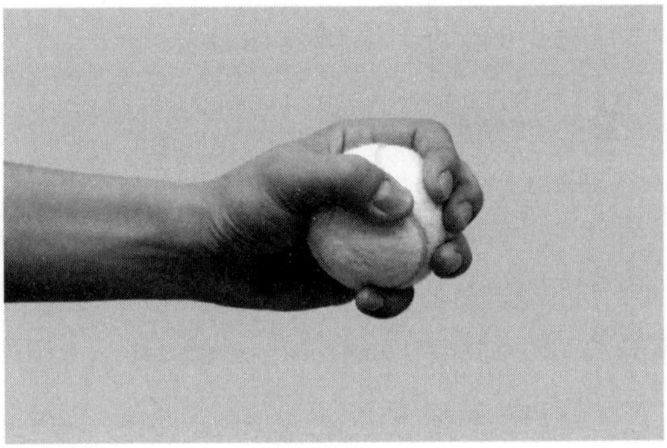

图2–2–5

初始练习时，酸胀感不宜太强烈，随着力量的提升，可逐渐增加次数。

7. 高尔夫球运动动作改善

请专业人士进行技术指导，正确掌握挥杆动作，学会全身发力的动作模式，让动作更协调。

8. 运动护具的使用

正确佩戴运动护具可以缓解和预防高尔夫球肘的发生发展。

四、运动康复效果

王先生在运动康复中心接受了每周2～3次的物理治疗、手法治疗和康复功能训练，运动康复治疗师根据上述练习制订了家庭作业，让王先生在家坚持锻炼。5周之后，王先生的高尔夫球肘的症状明显改善，肘关节内侧及前臂的疼痛感缓解，肌肉力量明显提升，学会正确使用运动护具，并恢复了高尔夫球运动的练习。此外，王先生表示，自己的高尔夫击球动作得到优化，平时提重物也没有问题了，日常生活质量和运动水平得到显著提高。

总结：

肘关节在上肢运动中具有非常重要的作用，一旦出现疼痛、活动受限，将严重影响生活和运动。根据患者的症状，可先进行痛点周围的按摩放松，若肌肉僵硬和酸痛明显，建议先通过牵拉来放松紧张的肌肉，降低张力，增加活动度，然后再针对性地加强薄弱肌肉的力量。同时，患者需要注意错误动作模式的纠正，并且应该劳逸结合，避免肌肉过度使用，加强肌肉训练。根据本章节提到的内容无法进行自我判断时，建议求助专业的医疗和康复机构进行评定和治疗。

注：本章各节康复练习动图，可通过扫描右侧二维码获得。

第三章　腕关节疼痛的运动康复

第一节　劳损型腕关节疼痛

一、病例分析

【**病例**】张女士，48岁，工厂工人，工龄20余年，无外伤史。近日因腕关节持续疼痛前来就诊，询问得知，在此次就诊之前，张女士的手腕也曾反复出现过类似疼痛，疼痛性质主要为酸痛、胀痛、隐隐作痛，天气寒冷及受凉后疼痛会加重，但遇热或是经过一段时间的休息，疼痛就会慢慢减轻，只是这次疼痛持续时间较长，在休息之后没有明显减轻，并严重影响了她的工作，朋友介绍张女士来到运动康复中心寻求帮助。

经运动康复治疗师检查发现，张女士的手腕有轻微的肿胀，手腕摆动时出现疼痛，且疼痛出现于手腕前屈、背伸的终末端。患侧的活动度较健侧明显减小，患侧做外翻动作时疼痛明显，患者惧怕做扫地、拧衣服、写字等动作。

二、治疗师点评

考虑到张女士在工厂劳作多年，一直重复腕关节屈曲伸直的动作，且疼痛在过度使用时出现，休息后减轻，因此治疗师认为，张女士腕部的疼痛属于其长期工作重复相同的动作造成的腕关节劳损。腕关节劳损往往是由于长期反复重复屈伸动作引起的，也有可能是直接、间接暴力引起的腕关节外伤的后遗症，表现为腕关节经常疼痛，用腕稍多则疼痛加重，甚至腕部肿胀、活动受限、关节无力、关节弹响、局部压痛等。

综上所述，康复师建议张女士尽量在工作时变换手腕所处的姿势，多锻炼腕关节周围肌肉，减少腕关节所承受的负荷。

三、运动康复练习

1. 手腕牵拉练习

屈腕肌牵拉练习参见第二章第一节网球肘，伸腕肌牵拉练习参见第二章第二节高尔夫球肘。

2. 坐位抓球练习

动作参见第二章第二节高尔夫球肘。

3. 手腕多方向自主运动

手腕分别前屈、后伸、左右侧偏及旋转，10 ~ 20个为一组，左右侧交替练习，每天多次练习（图3–1–1 ~ 图3–1–4）。

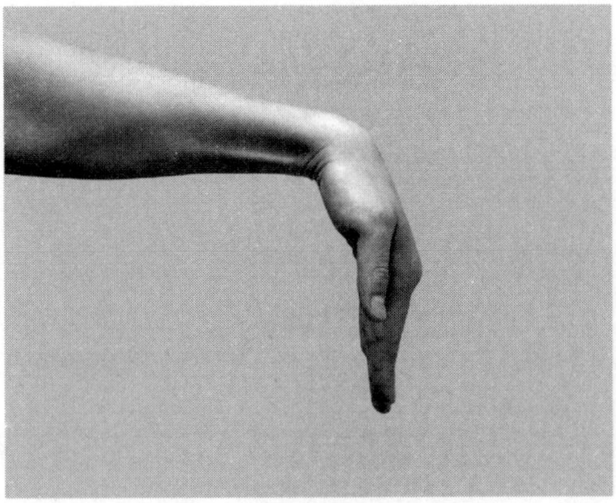

图3-1-1

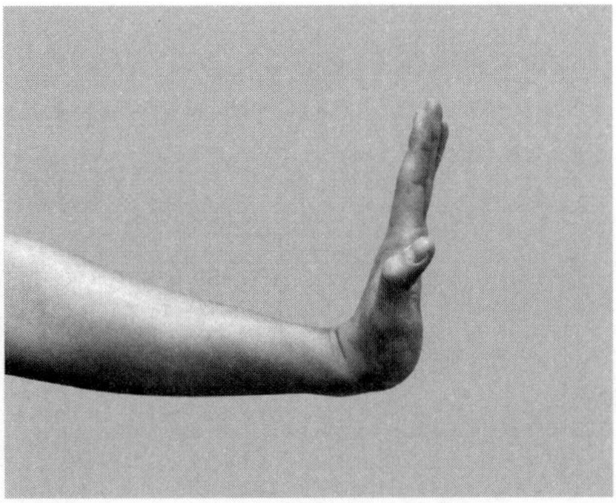

图3-1-2

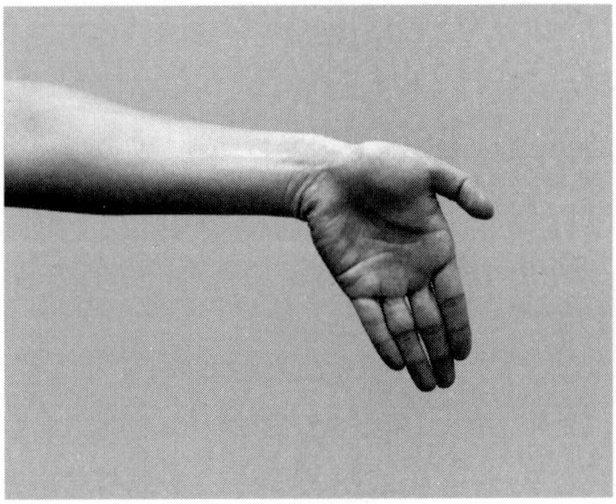

图3-1-3

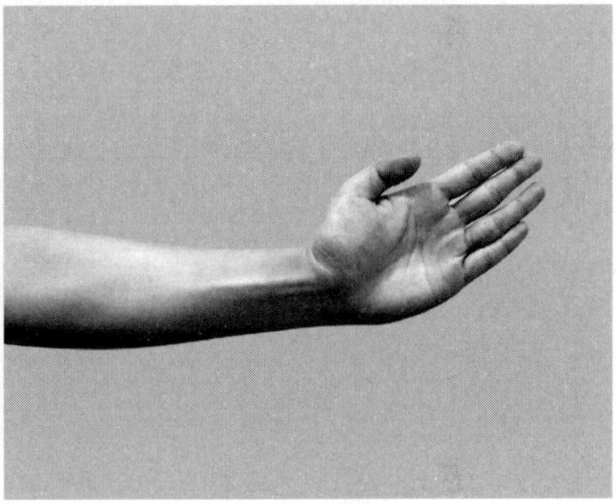

图3-1-4

4. 手腕肌力练习

可借由弹力带或小哑铃等给予手腕不同方向的阻力，10 ~ 20次为一组，练习至肌肉有酸胀感为宜，双侧交替（图3-1-5 ~ 图3-1-8）。随着力量的增强可通过更换较重的哑铃或弹力带逐渐增加负荷。

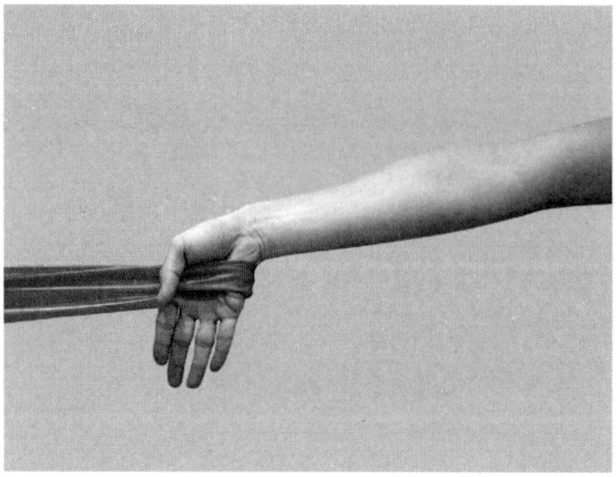

图3-1-5

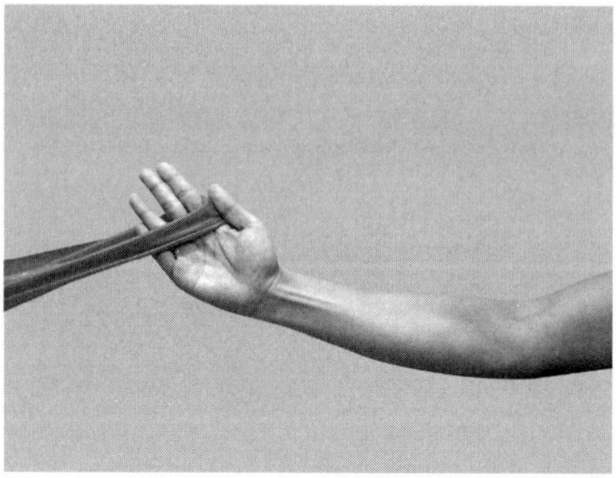

图3-1-6

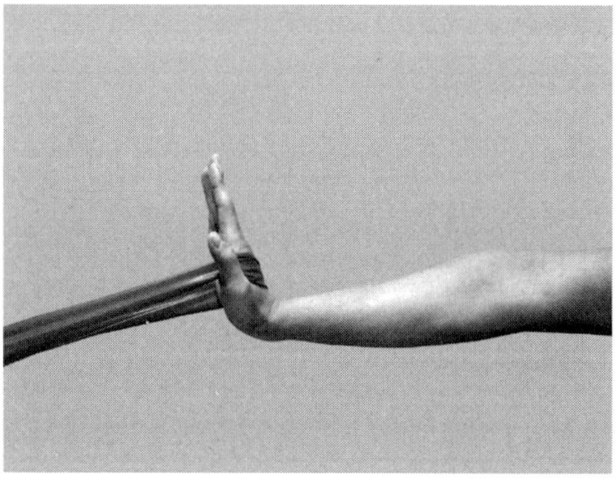

图3-1-7

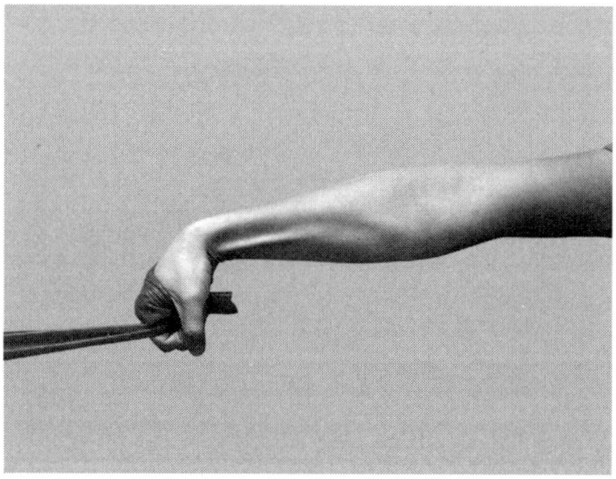

图3-1-8

四、运动康复效果

张女士在运动康复治疗师的指导下，在运动康复中心进行每周3次的练习，同时配合物理治疗和按照上述练习制订的家庭作业。8周之后，张女士的腕关节肿胀明显减轻，疼痛也得到明显的改善。此外，腕关节活动幅度明显改善，之前在用到腕关节时的无力感也渐渐消失了，感觉腕关节功能得到了明显的提高。

第二节　桡骨茎突狭窄型腱鞘炎

一、病例分析

【病例一】日前，有一位新手妈妈赵女士来到运动康复中心，找到运动康复治疗师就诊，主诉双侧拇指近手腕处肿痛、活动受限数日，以右侧为主，无外伤史。经运动康复治疗师检查发现，赵女士的腕桡骨茎突部有疼痛、压痛和局限性肿胀，拇指与腕关节活动时疼痛加重，进一步查体时，患者在拇指屈曲、其余四指握住拇指的状态下，使腕关节尺偏时疼痛加剧（图3-2-1、图3-2-2）。

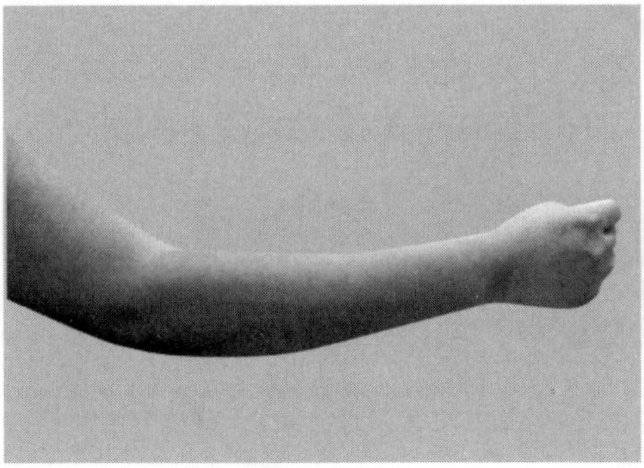

图3-2-1

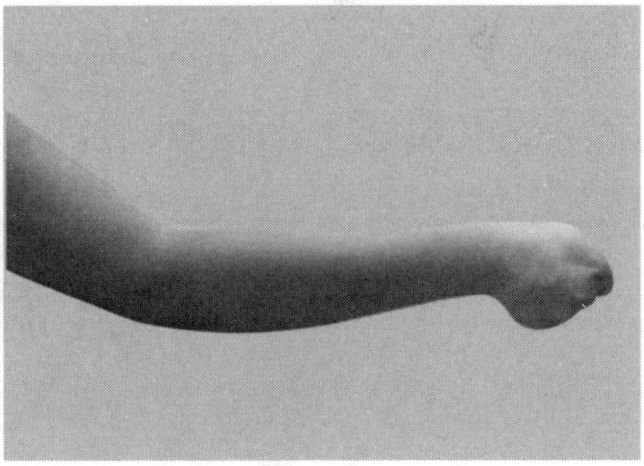

图3-2-2

【病例二】刘女士，36岁，一位小有名气的网络作家，但最近却由于手掌部的疼痛不得不停止写作，经人介绍来到运动康复中心就诊。刘女士主诉手掌部疼痛多日，且早上起床时疼痛更加明显，活动几下后疼痛稍有减轻。经检查发现，刘女士手掌部压痛明显，尤以拇指、中指的掌指关节处为甚，并在其患指掌骨头掌侧处触及结节状物，在患指屈伸时可以感觉到结节状物的滑动，在手指屈伸的时候甚至有扳机样动作同时可闻及弹响声。

二、治疗师点评

经运动康复治疗师检查后判断，赵女士患的是桡骨茎突狭窄型腱鞘炎。拇长展肌和拇短伸肌肌腱从腱鞘鞘管里穿出，当腕与拇指活动度很大时，鞘管挤压变窄，加之局部的滑膜产生炎症，鞘管增厚，肌腱变粗，使得肌腱不易在鞘管内滑动，产生疼痛等症状。腱鞘位置见图3-2-3。

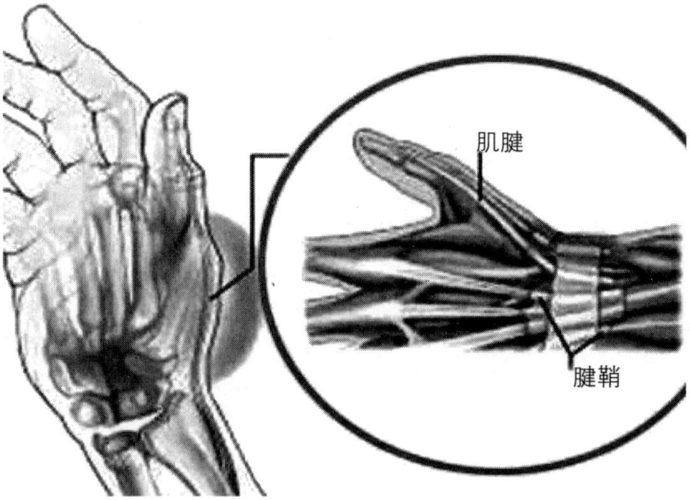

图3-2-3

一般而言，由于新手妈妈没有带孩子的经验，长期姿势不正确，双手过度使用导致反复劳损，引起管道的狭窄、管道两端的肌腱及滑膜发炎肿胀。严重时肌腱的滑动受限，或造成粘连。

经过对刘女士的检查，结合其典型症状和工作史，治疗师判断她患上了屈指肌腱腱鞘炎。屈指肌腱腱鞘炎是由于屈指肌腱与掌指关节处的屈指肌腱纤维鞘管反复摩擦，产生慢性无菌性炎症反应，局部出现渗出、水肿和纤维化，鞘管壁变厚，肌腱局部变粗，阻碍了肌腱在该处的滑动而引起的临床症状。当肿大的肌腱通过狭窄的鞘管隧道时，可发生一个弹拨动作和响声，故又称为扳机指或弹响指，其临床表现主要为手掌部疼痛、压痛和患指伸屈活动受限，多发于拇指、中指、环指。

针对赵女士和刘女士的情况，运动康复治疗师制定了相应的运动康复方案。首先通过理疗减轻肌腱炎症，缓减疼痛。待疼痛缓减之后，再加入一些手法，使过度使用的肌肉得以放松，然后进行腕关节周围肌肉耐力、力量加强的练习，同时还要教会新手妈妈赵女士正确抱孩子的方法。

三、运动康复练习

1. 手腕牵拉练习

动作参见本章第一节劳损型腕关节疼痛。

2. 坐位前臂旋前旋后练习

动作参见第二章第一节网球肘。

3. 手腕肌力练习

动作参见本章第一节劳损型腕关节疼痛。

4. 坐位橡皮筋手指张力练习

动作参见第二章第一节网球肘。

5. 对指拉伸练习

手臂放松，手掌打开，掌心向上，用力使拇指指尖与小指指尖对合，并维持姿势不动，每次保持5秒（图3-2-4、图3-2-5）。10～20次为一组，练习至肌肉有酸胀感为宜，双侧交替。

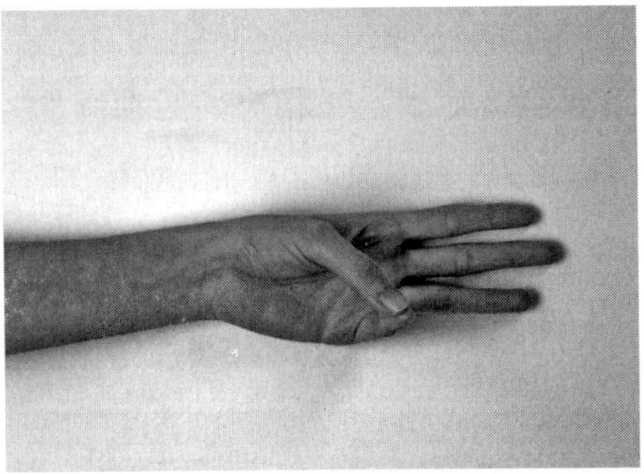

图3-2-4

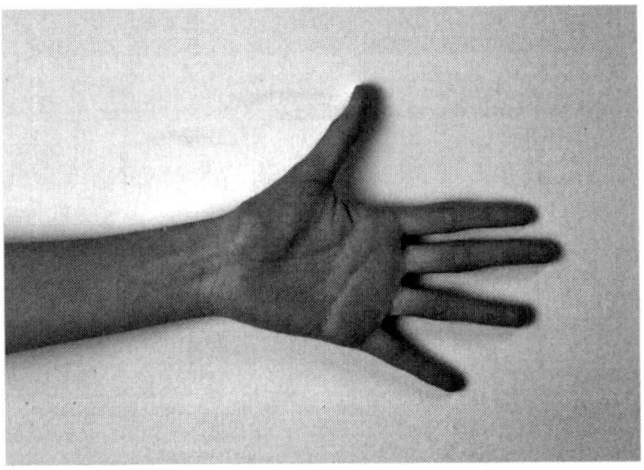

图3-2-5

6. 腕关节桡侧肌力练习

动作参见本章第一节劳损型腕关节疼痛。

7. 姿势改善

在从事洗衣、做饭、编织毛衣、打扫卫生等家务劳动时，要注意手指、手腕的正确姿势，不要过度弯曲或后伸；提拿物品不要过重；手指、手腕用力不要过大。连续工作时间不宜过长，避免长时间抱小孩，工作结束后要搓搓手指和手腕，再用热水泡手。手腕关节做360° 的旋转，或将手掌用力握拳再放松，来回多做几次或将手指反压或手掌反压几下，都可以有效缓解手部的酸痛。

学会正确的负重方式同样重要，如正确的抱孩子姿势是，把孩子放到你的前臂上，另一只手托住孩子的臀部，靠近自己身体，轻轻地横躺在你的臂弯，尽量不要将重量集中在自己的腕关节。

四、运动康复效果

经运动康复治疗师的指导，纠正了平时不正确的腕部工作姿势，同时配合相应物理治疗，赵女士桡骨茎突处和刘女士手掌处的疼痛明显减轻，之后又加入了相关手法治疗以及康复训练。经过8周、每周2～3次在运动康复中心的练习，赵女士和刘女士的症状均减轻了不少，特别是刘女士感觉手指的滑动也顺畅了不少。此外，两人的腕关节活动幅度明显改善，腕关节功能得到了明显的加强。

第三节 腕管综合征

一、病例分析

【病例一】编织工赵女士，50岁，右手腕及桡侧四指麻痛两个月左右，近期病情加重寻医求助。询问得知赵女士无外伤史，第四手指（环指）麻痛较轻，夜间较重，晨起甩手后症状减轻，在从事针线活、驾车、长时间手持电话或手持书本阅读后加重，右手大拇指、食指和中指感觉迟钝，运动不灵活。检查发现，赵女士的右手大鱼际肌肉轻度萎缩，拇指对捏力量下降，不能完成对捏动作，皮肤粗糙，腕管掌侧有明显压痛，屈腕疼痛，正中神经压迫试验阳性，如图3-3-1所示。

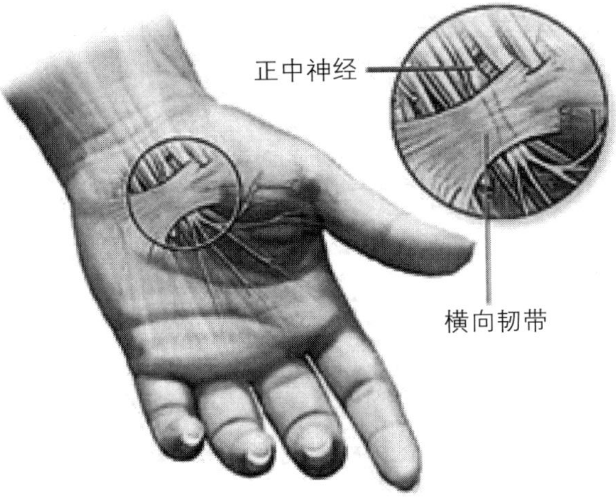

图3-3-1

【病例二】小李，32岁，电脑工程师，数日前为赶工作进度而昼夜编程，因右手持续点击鼠标而自觉右手大拇指及腕部疼痛三日，前来就诊。运动康复治疗师将小李手腕屈腕1分钟左右（Phalen试验），或用手指叩击腕部（Tinel氏试验），就会引发手指麻木，同时手指麻木的地方有感觉减退现象，且拇短展肌和拇对掌肌力弱。患者大鱼际桡侧肌肉萎缩，拇指不灵活，与其他手指对捏的力量下降，甚至不能完成对捏动作。

二、治疗师点评

运动康复治疗师通过对赵女士及小李病史的了解及临床检查，判断他们都患上了腕管综合征。腕管位于手掌面的手腕处，手指的屈肌肌腱以及正中神经从此穿过，如图3-3-2所示。

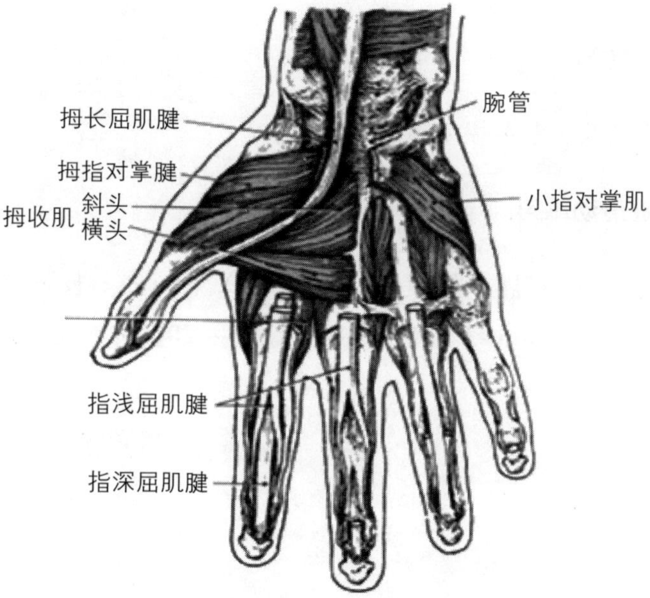

图3-3-2

腕部由于外伤、骨折、脱位、扭伤或腕部劳损等造成腱周组织增厚或其他肿物挤占了腕管的空间，导致正中神经被压迫，引起疼痛、无力或麻木并向手臂放射。当今越来越多的人每天长时间地接触使用电脑，重复打字和使用鼠标，手腕因长时间密集、反复及过度活动导致腕部肌肉疼痛、肿胀、麻痹痉挛，从而引起腕管综合征。针对赵女士和小李的症状，运动康复治疗师提供了针对性的康复方案，包括腕部肌肉的牵拉、肌力的改善以及正确姿势的运用等。

三、运动康复练习

1. 手腕牵拉练习

动作参见本章第一节劳损型腕关节疼痛。

2. 屈指肌腱滑动练习

手掌打开，五指并拢，缓慢将近节指间关节屈曲，使四指屈曲指向手掌，每次保持5秒（图3-3-3、图3-3-4）。10～20次为一组，练习至肌肉有酸胀感为宜，双侧交替。

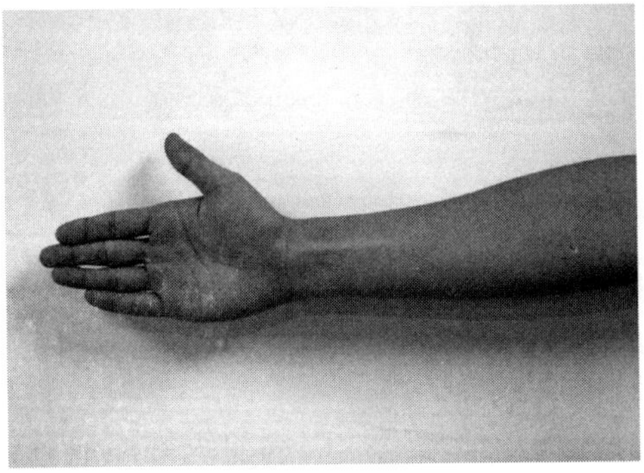

图3-3-3

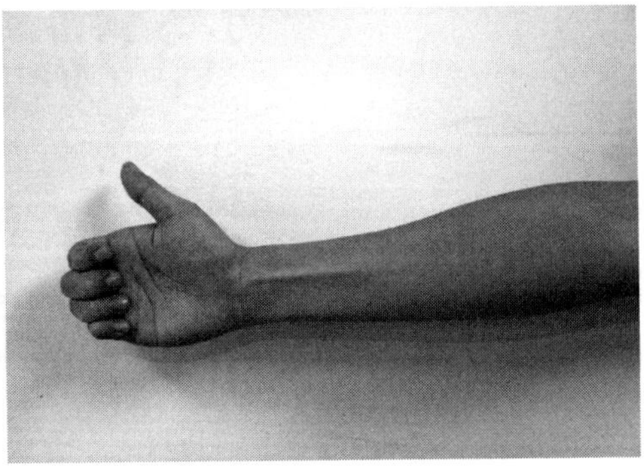

图3-3-4

3. 手腕肌力练习

动作参见本章第一节劳损型腕关节疼痛。

4. 姿势改善

平时正确使用手腕，例如使用鼠标时要保持腕关节处于压力最小状态（图3–3–5）。

注意：患侧腕应有足够的休息，避免强力地屈伸腕关节。

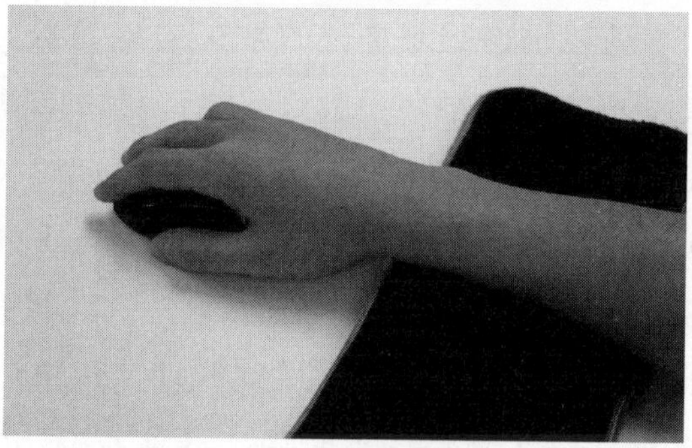

图3–3–5

5. 支具的使用

在急性期疼痛较严重时，医生常常建议患者采用支具制动来控制病情发展，缓解症状。控制症状最有效的姿势是手腕固定在中立位，可以降低腕管内压力。但是最利于手功能发挥的腕关节位置是伸腕30°，所以考虑到中立位不利于手功能发挥，一般的建议是白天不固定，晚上用支具将腕关节固定在中立位。

四、运动康复效果

赵女士和小李在运动康复中心接受了物理治疗和手法治疗，每周在运动康复治疗师的指导下进行2～3次运动康复训练，运动康复治疗师按照上述方案制订了家庭作业。经过12周之后，赵女士和小李均反馈手腕的疼痛以及手指的麻木症状明显减轻，同时大鱼际处肌肉也较之前更为饱满，拇指灵活性及力量明显提高，可较轻松完成对捏动作，腕关节功能改善显著。

总结：

众所周知，手的精细活动对于我们来说至关重要，所以一旦连接手和前臂的腕关节出现任何问题，就会对我们的生活产生巨大影响。现代人每天使用电脑、鼠标，甚至频繁用手机发短信、写微博，这些都会让特定的几个手指长时间、反复用力地屈伸，手部肌腱出现过度的摩擦，最终导致肌腱炎；或者反复屈伸手腕导致正中神经卡压，引起腕管综合征等一系列问题。因此，建议长期使用电脑的朋友不要连续长时间操作电脑，每工作1～2小时停下来休息5～10分钟，活动和牵拉僵硬的腕关节，促进血液循环，消除疲劳；还要注意用鼠标、手机、键盘的正确姿势，尽可能不要把压力集中在腕关节上。

注：本章各节康复练习动图，可通过扫描右侧二维码获得。

第四章　髋部疼痛的运动康复

第一节　屈肌紧张型髋部疼痛

一、病例分析

【病例】吴女士，36岁，计算机工程师，长期感到两侧髋关节前方疼痛，痛点集中在大腿前侧根部，有时还伴有腰部酸痛。曾多次就医，但每次医生都说她的髋关节并不存在疾患，怀疑是该部位发生过肌肉拉伤，给她开了一个疗程的膏药，但吴女士使用后并没有好转；也有医生说她患有骶髂关节紊乱。不同的诊断结果使得吴女士感到非常迷茫。

吴女士从网上了解到运动康复解决此类问题更有针对性，便来到运动康复中心，找到运动康复治疗师，详诉自己的问题，并表示最近一个月来症状有所加重，平躺或趴着的时候髋关节及腰部疼痛均加剧，只有在仰卧位膝关节下垫放枕头或者侧卧屈髋、屈膝的睡姿才较为舒适。运动康复治疗师尝试按压吴女士两侧大腿根部，发现大腿前内侧有明显的条状痛点，肌肉比较僵硬、弹性较差；同时发现她站立时腰椎曲度过大。运动康复治疗师让吴女士平躺，双下肢伸出治疗床，臀线对准床沿，随后左腿向上屈髋、屈膝，双手环抱左膝使之向躯干靠近，此时右侧大腿明显高于治疗床平面。换腿进行上述试验后，呈现出同样的结果。

二、治疗师点评

经过一系列检查，运动康复治疗师确定，吴女士髋关节前方的疼痛是由紧张的屈髋肌拉拽关节造成的，其中以髂腰肌短缩诱发的疼痛最为常见。髂腰肌由髂肌和腰大肌组成。髂肌呈扇形，起自髂骨窝，腰大肌起于腰椎侧面，两块肌肉向下合并，一同止于股骨小转子上（图4-1-1）。髂腰肌收缩能使髋关节屈曲。

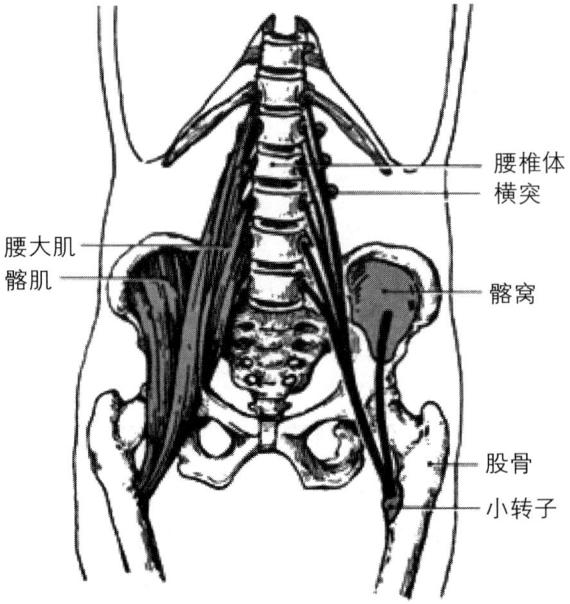

图4-1-1

造成吴女士屈髋肌紧张的主要原因是久坐，她大部分时间都坐在电脑前办公，开车、看书、看电视等活动也都是坐位，髋关节很少进行伸展运动，屈髋肌长期处于缩短状态，久而久之长度缩短、张力增加，变得紧张而僵硬，尤其是髂腰肌紧张短缩诱发疼痛。腰大肌紧张还会引起腰椎曲度增大，导致腰椎负荷超载，腰部酸痛就是不可避免的了。此外，大腿根部有股神经及股外侧皮神经穿过，髂腰肌紧张压迫神经或导致间隙内压增高都会引起不同程度的疼痛，甚至出现下肢过电、串麻等神经受压症状。

综上，运动康复治疗师认为屈髋肌紧张是造成吴女士关节疼痛等问题的根本原因，首先要牵拉放松屈髋肌，尤其是髂腰肌；同时纠正患者的不良姿态，使骨盆、腰椎回到正确的位置，减轻腰部的症状。屈髋肌紧张的人群多数还会伴有臀肌力量不足，因此臀部力量训练也是重中之重。

三、运动康复练习

1. 弓箭步髂腰肌牵拉练习

将双腿迈开成弓箭步，头部和躯干保持平直，目视前方，双脚脚尖朝前，前腿屈髋屈膝90° ，向下压后腿，牵拉后侧的髂腰肌（图4–1–2）。保持30 ~ 60秒，3次为一组，两侧交替。

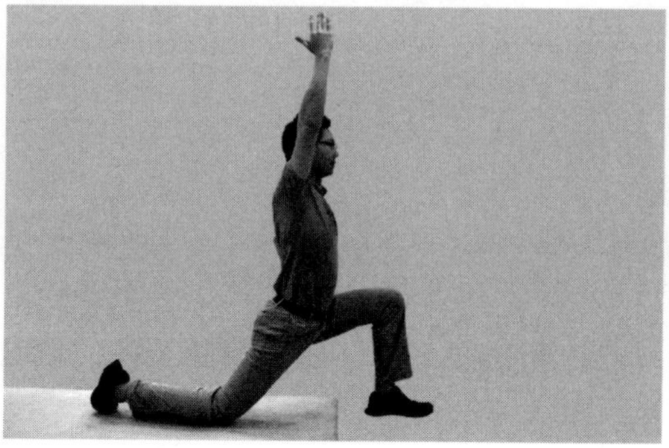

图4–1–2

注意：牵拉过程中前腿膝关节不要超过脚尖，身体重心放在两腿之间，躯干始终保持直立不要出现前倾或后倾的姿势。

2. 股四头肌牵拉练习

患者站立位，头部和躯干保持平直，目视前方，单侧下肢屈膝伸髋，同侧手抓住该侧小腿远端并将其向后上方拉拽至该大腿前侧股四头肌有明显牵拉感，并保持30～60秒，3次为一组，两侧交替进行（图4–1–3）。

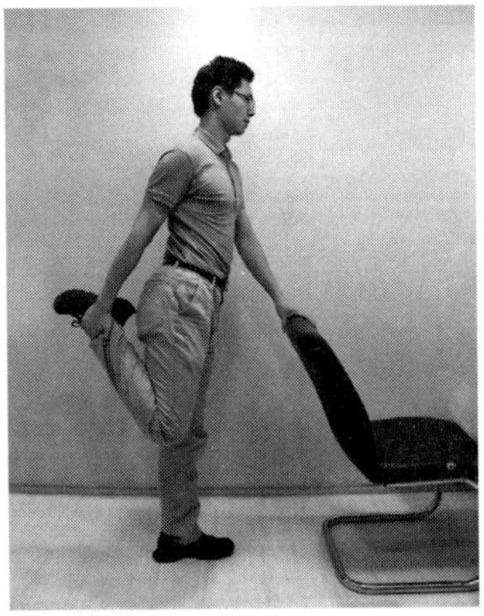

图4–1–3

如果单腿站立时平衡稳定性不好，可用对侧手扶椅子、墙面等固定物作为支持。

3. 弓箭步下蹲练习

患者面朝镜子站立，头部和躯干保持正直，双手叉腰，目视前方，一腿向前迈开成弓箭步，缓慢地朝地面下蹲，屈曲双膝至90°后起身回到站立位，双侧膝盖和脚尖始终朝向正前方（图4–1–4、图4–1–5）。10～20次为一组，练习2～3组。下蹲和起身时速度不宜过快，保持节奏，练习至肌肉有酸胀感为宜，双侧交替。

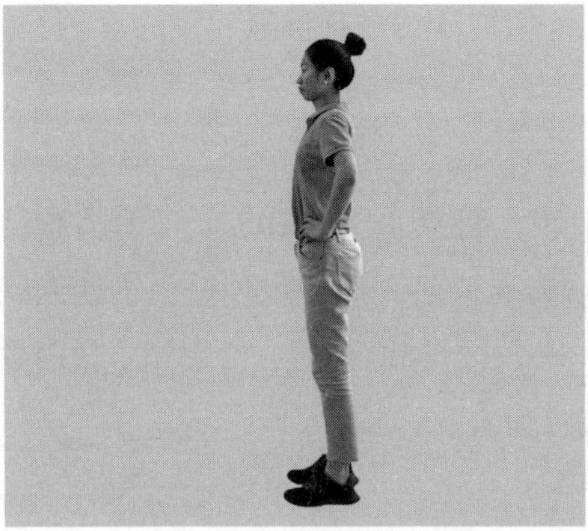

图4-1-4

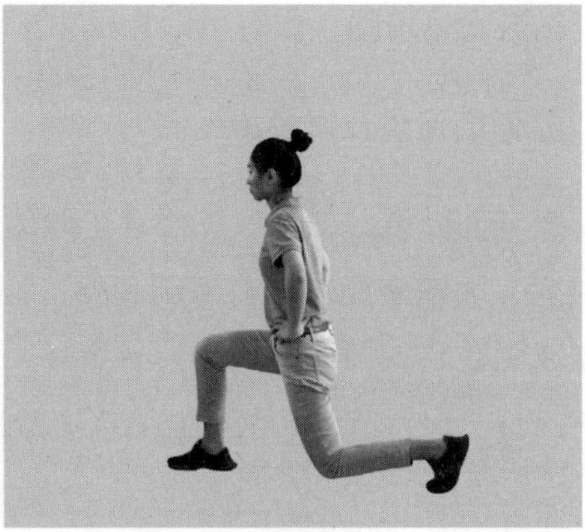

图4-1-5

进行弓箭步动作时前侧膝关节不要过分向前超过脚尖，身体重心要放在两腿之间，躯干始终保持直立不要出现前倾或后倾的姿势。

注意：后腿不要触碰地面，避免跪在地上，用双腿支撑进行下蹲和起身。这个动作不仅可以牵拉髂腰肌，还可以增强髋关节周围肌肉力量，尤其是臀肌的力量。随着力量增强，可双手持哑铃进行训练。

4. 俯卧下肢后伸练习

患者俯卧位，双臂环抱置于颌下，一侧腿膝关节伸直，向后上抬起，然后缓缓地下落（图4-1-6）。10 ~ 20次为一组，练习2 ~ 3组。动作要求快起慢放，保持节奏，练习至肌肉有酸胀感为宜，双侧交替。

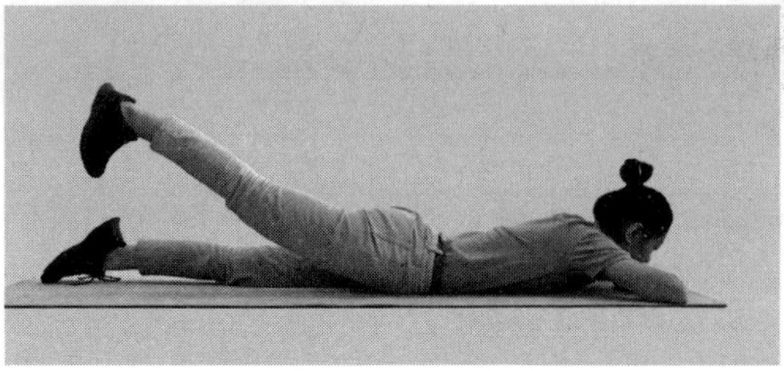

图4-1-6

随着力量增强，患者可以尝试在足踝处捆绑沙袋进行抗阻后伸练习。

5. 仰卧臀桥及臀桥抬腿练习

患者仰卧位，双上肢外展置于躯体两侧，屈膝90°～120°，双脚着地，臀部夹紧，大腿紧绷从而将臀部和腰背部抬离支持面，保持数秒后慢慢回到初始位置（图4-1-7、图4-1-8）。每组10～20次，进行3组练习。抬起和下放时速度不宜过快，保持节奏，练习至肌肉有酸胀感为宜。

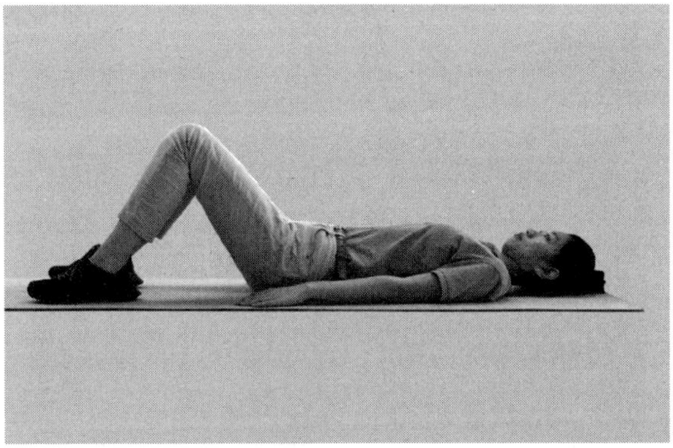

图4-1-7

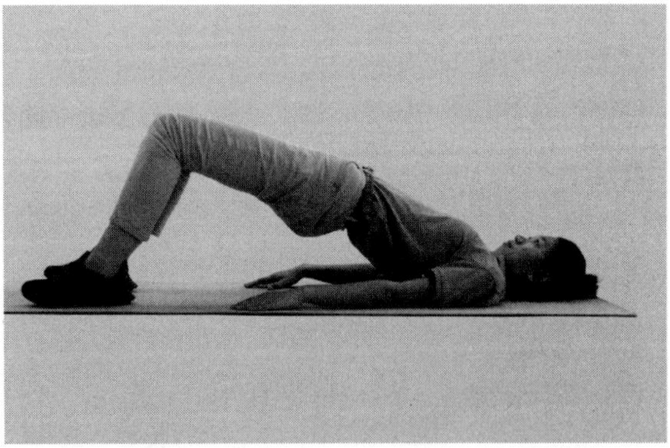

图4-1-8

这个动作在伸展屈髋肌群、加强臀部力量的同时还能强化骨盆后倾的动作模式。

随着力量增加，在臀桥的基础上抬起一条腿，膝关节伸直，两侧交替（图4–1–9）。

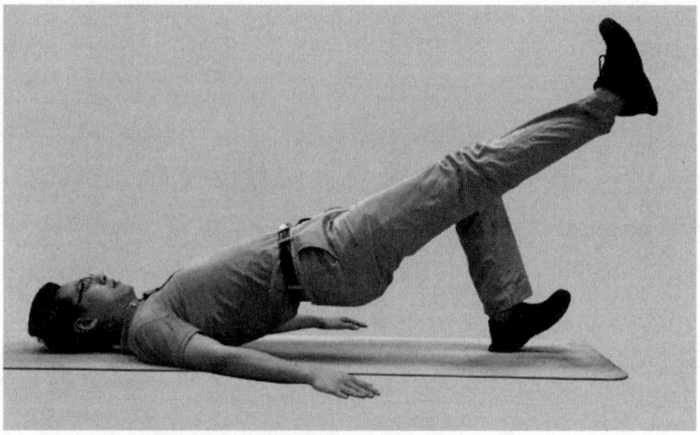

图4–1–9

四、运动康复效果

吴女士在运动康复中心接受了物理治疗和手法治疗，每周在运动康复治疗师的指导下进行2～3次运动康复训练，配合上述练习作为家庭作业。经过6周训练，吴女士髋关节疼痛症状消失，屈髋肌的张力、弹性恢复正常，站姿有所改善，但腰椎曲度还需要进一步训练纠正；吴女士表示，她现在已经有意识地减少坐位时间，增加体育锻炼。

第二节　梨状肌综合征

一、病例分析

【病例】刘先生，43岁，半年前某次向后坐空跌倒在地，导致右侧臀部损伤，立即前往附近医院进行X光检查。医生告诉他无骨折痕迹，只是局部软组织挫伤，给他开了一些活血化瘀的外用药物。刘先生回家后按时用药，淤青及疼痛症状在2～3周内逐渐消除。

但最近一个多月，刘先生发现他的右髋后侧常常疼痛，感觉疼痛位置在深部，严重时影响睡眠，右腿后侧偶尔会出现放射痛及串麻感；翻身时臀部疼痛明显，右腿负重时疼痛加重，长时间步行后疼痛剧烈，休息后减轻。有朋友说他这些症状是腰椎间盘突出的表现，建议他进行物理治疗和中医针灸疗法，他怀着半信半疑的态度来到运动康复中心，找到运动康复治疗师。

运动康复治疗师对刘先生进行了腰椎间盘突出相关特殊检查发现其症状并不明显，但直腿抬高至30°～60°之间时出现疼痛，超过60°后疼痛减轻，被动做髋关节内收、内旋动作时出现疼痛，外展、外旋时减轻；随后治疗师进行触诊，发现右侧臀肌较左侧有轻度萎缩，但梨状肌过度紧张，有明显痛点并伴有条索状硬结。

二、治疗师点评

运动康复治疗师检查后认为，刘先生的问题是梨状肌综合征。梨状肌起于骶椎正面，经坐骨大孔入臀部，止于大腿骨上端，被臀大肌覆盖，是臀部较为深层的一块肌肉；主要负责髋关节外展、外旋，而髋关节屈曲超过60° 时可以辅助髋关节内旋（图4-2-1）。坐骨神经恰好穿过梨状肌下方，如若梨状肌发生损伤、紧张或痉挛，极易压迫到坐骨神经，从而引发臀部和下肢的疼痛以及串麻感，由于其症状同腰椎盘突出的症状相似，常与之混淆。

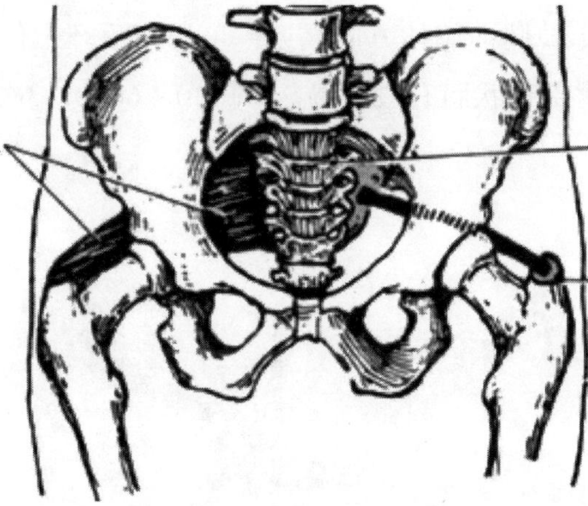

图4-2-1

刘先生臀部摔伤时可能伴有肌肉的轻微拉伤，疼痛导致臀肌处于痉挛保护的状态。梨状肌长期收缩，得不到放松，最终压迫坐骨神经引发疼痛。患者在站立、仰卧和行走时，右脚外旋幅度均大于左脚，可见臀肌紧张而导致的错误运动模式已经渗透到了他的日常活动中。

针对刘先生的问题，解除梨状肌对坐骨神经的压迫是首要的，牵拉放松梨状肌和伸髋肌群，缓解疼痛以及腿部串麻等症状；同时增强臀肌力量，提高其抗疲劳的能力，平衡髋关节周围肌肉力量，减轻关节内在压力，最终起到预防关节软骨损伤及关节退化的作用。

三、运动康复练习

1. 仰卧位“4”字牵拉练习

患者仰卧位，支撑腿屈膝，将牵拉侧的脚踝放到支撑腿的膝关节上方，然后用支撑腿慢慢推动牵拉腿向躯体方向靠近，可用双手环抱住下腿的腘窝处，助力前推，直至该侧臀部梨状肌有酸胀感并保持30～60秒，3次为一组，两侧交替（图4–2–2）。

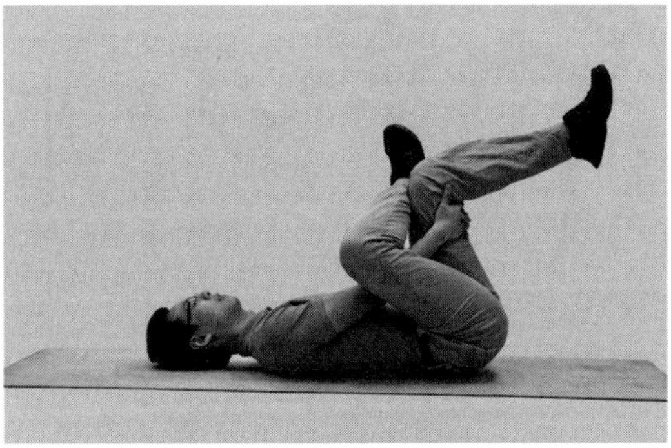

图4–2–2

2. 坐位臀肌牵拉练习

患者坐位，牵拉侧下肢屈膝屈髋在前，另一侧腿伸膝伸髋在后。躯干尽力前趴，直至前腿臀部有较强牵拉感，保持30～60秒，3次为一组，两侧交替（图4–2–3）。

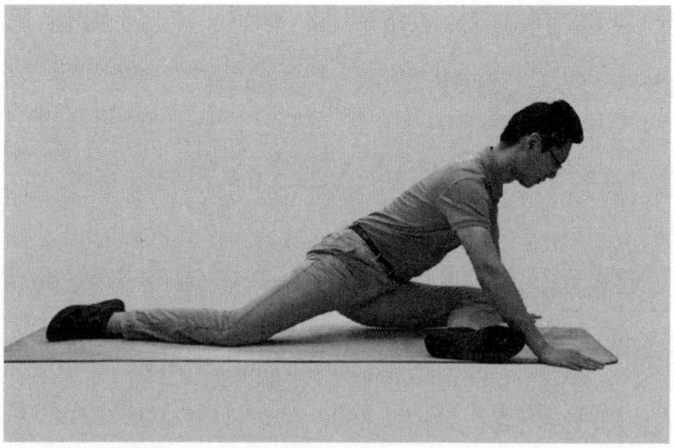

图4-2-3

3. 徒手下蹲练习

患者站立位，头部和躯干保持正直，目视前方，两脚分开与肩同宽，双手前平举，屈膝向后下蹲坐，下蹲至最大范围后臀部发力缓慢站起（图4-2-4）。10～20个为一组，进行2～3组练习。下蹲和起身时速度不宜过快，保持节奏。

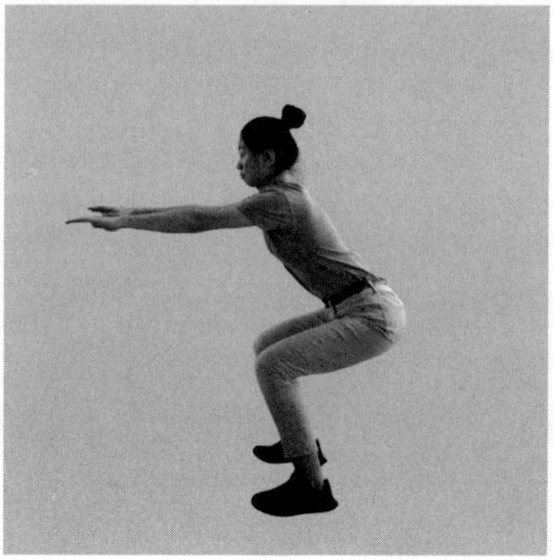

图4-2-4

注意：下蹲过程中身体重心要放在两腿之间，保持腰部挺直，躯干不要过度前倾，膝关节屈曲时不要超过脚尖，不要向内扣。

4. 侧卧下肢外展练习

患者侧卧位，下方手臂枕于头下，另一手于身体前支撑地面，下方腿伸直，上方腿脚尖朝下，保持略微后伸位，向上外展，至两足距离约20～25厘米，保持5秒，随后慢慢收回（图4-2-5、图4-2-6）。10～20个为一组，进行2～3组练习。动作要求快起慢放，保持节奏，练习至肌肉有酸胀感为宜，两侧交替。

随着力量增长，于足踝处捆绑沙袋或弹力环，以增加练习负荷。

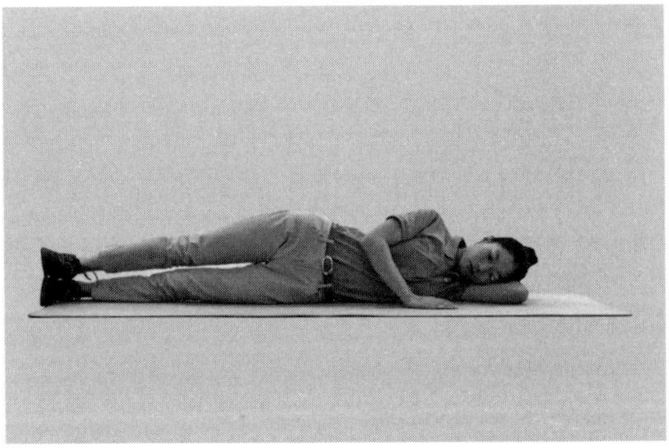

图4-2-5

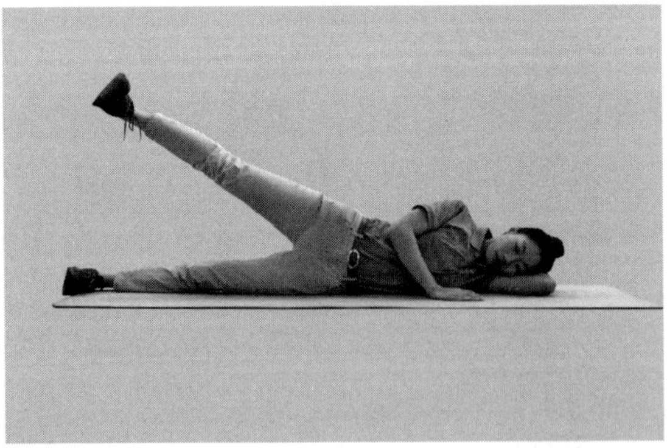

图4-2-6

5. 坐位髋关节内旋练习

患者坐位，头部和躯干保持平直，目视前方，屈髋屈膝90°，小腿自然下垂，将弹力环套在两侧踝关节上方，确保大腿在床面上固定不动，不要抬离床面。以膝为轴心，两侧小腿同时向外旋转，用力分腿拉开弹力环，至最大角度保持5秒后缓慢回收（图4–2–7）。10～20次为一组，练习2～3组。练习至肌肉有酸胀感为宜，双侧交替。

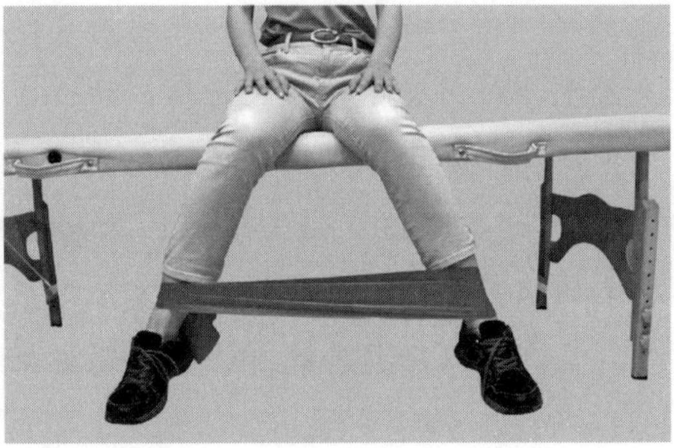

图4–2–7

随着力量增强，逐渐增加弹力带磅数，从而增加阻力。

四、运动康复效果

刘先生在运动康复中心接受了物理治疗、手法治疗和每周2~3次的康复功能训练，8周之后髋关节疼痛缓解，神经压迫症状消失，梨状肌紧张程度恢复正常，睡眠质量大幅提高。刘先生表示现在站立、走路更有劲儿了，长时间步行后也未再出现疼痛症状。

第三节　内收肌紧张型髋部疼痛

一、病例分析

【病例】王先生，25岁，足球爱好者，最近一个月出现右大腿内侧疼痛，靠近根部的地方疼痛明显，负重时疼痛加剧，严重影响跑跳和步行。王先生到医院进行检查后，医生诊断为大腿内收肌拉伤，建议他回家静养并配合使用膏药、扶他林等外用药物，减少下肢活动。王先生遵循医嘱休养了两周，疼痛确有缓解，但负重、行走时仍有明显疼痛；活动受到限制的他非常着急，想起之前自己喜欢的球星受伤后接受运动康复治疗很快就回到了赛场，便来到运动康复中心，找到运动康复治疗师，希望通过康复训练的方法得到恢复，重返足球场。

运动康复治疗师发现他右腿膝关节一直保持半屈位，不敢伸直负重，只能做轻微的内收和外展动作；进行被动外展和抗阻内收的检查时疼痛加重。在触诊过程中发现，患肢大腿内侧肌肉紧张，且比左腿更硬，按压时可感觉到有条索状隆起，痛点周围没有明显肿胀。

二、治疗师点评

在我们日常姿态中，大多数时间里下肢处于并拢状态，因此髋关节保持内收的时间比外展要长得多，在没有剧烈运动或者损伤的情况下，髋关节内侧肌群比其他三个侧面的肌肉更容易紧张。

运动康复治疗师认为，王先生的疼痛确实与大腿内收肌群拉伤有关，但并非是某个动作引起的急性拉伤，而是反复微细损伤累积而成的慢性伤病。足球运动中，髋关节内收、外展动作频繁，内收肌受到反复伸缩、牵拉的磨损，加上训练前后热身和放松不充分，便会导致肌肉起止点的慢性损伤。这种情况在跨栏、短跑、跳跃、投掷等运动中也时有发生。

针对大腿内收肌群紧张引起的髋关节内侧疼痛，建议使用痛点自我按摩的方法进行处理，疼痛症状减轻且髋关节恢复活动范围后，再进行适度的牵拉练习，改善大腿内收肌群的柔韧性，进一步缓解肌肉紧张、僵硬的现象。

三、运动康复练习

1. 内收肌按摩

（1）大腿内侧根部按摩：这里的疼痛多由耻骨肌（图4–3–1）引起，可能是锐痛或者深部的疼痛，外展大腿至终末时较为明显，但髋关节活动范围受限不大。自我按摩的时候可以用腹股沟的折痕（也就是大腿与小腹中间的那道折痕）来定位它，由于此处脂肪比较多，取坐位用拇指深压较为省力。

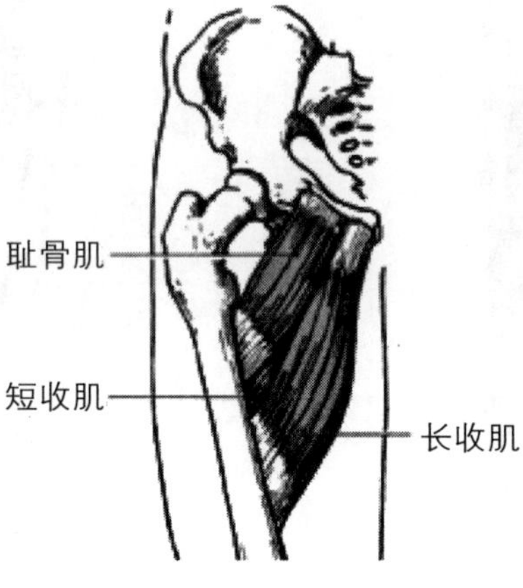

图4–3–1

（2）大腿内侧中上段按摩：中上段的疼痛最可能是大收肌（图4–3–2）引起的，这块肌肉同时也会引起坐骨结节周围的疼痛，有时也会引起骨盆内部的疼痛，髋关节内收时会导致疼痛加重。大腿内侧的激痛点可以在坐位借助手肘的力量进行按摩。而坐骨结节周围的激痛点则需要将患侧腿踏在凳子上，借助运动按摩棒进行按摩。

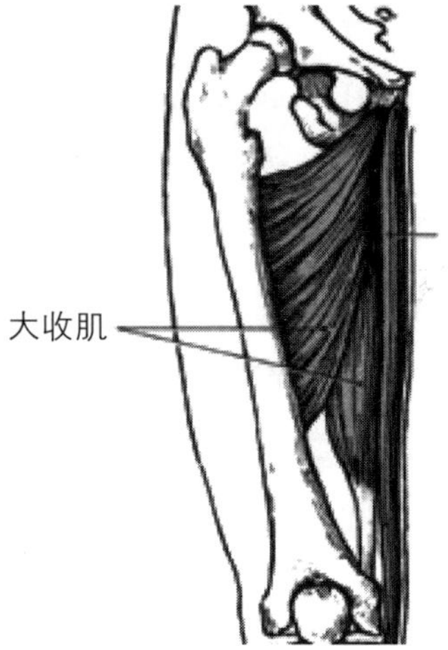

图4–3–2

（3）大腿内侧下段按摩：能引起大腿内侧下段及膝关节内侧疼痛的肌肉包括股内侧肌、缝匠肌和股薄肌（图4–3–3），这些肌肉还会引起膝关节的疼痛和乏力。进行这个位置的痛点按摩时，两个拇指一起用力效果比较好，也可以在坐位用肘部进行推揉。

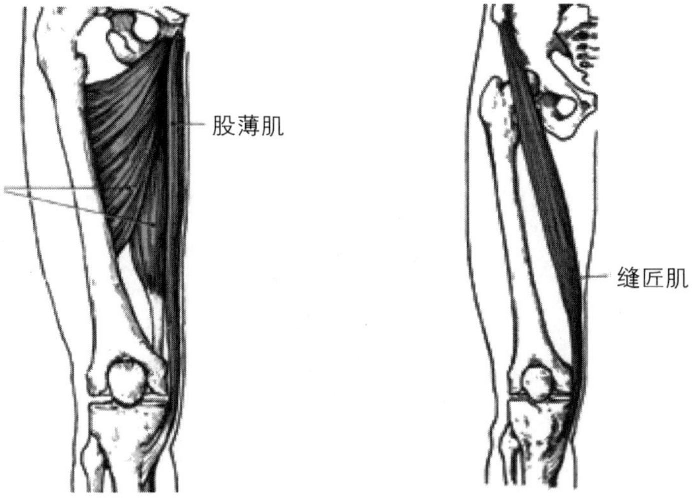

图4–3–3

2. 坐位屈膝内收肌牵拉练习

患者坐位，头部和躯干保持正直，目视前方，双腿屈膝，双脚脚底相对并在一起，双手置于两侧膝关节处，向下压膝关节，直至大腿内侧肌肉有明显牵拉感，保持30～60秒，3次为一组（图4-3-4）。

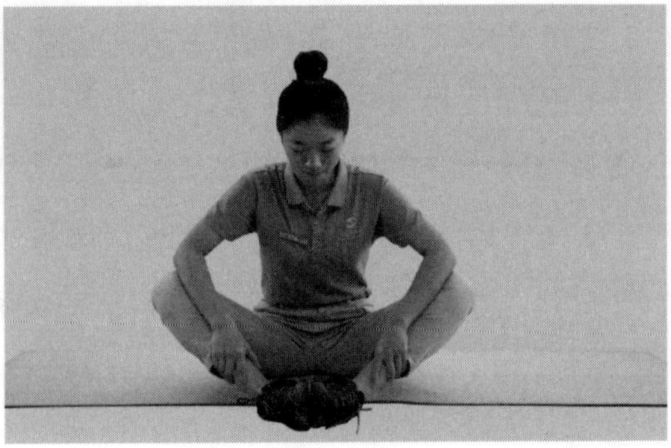

图4-3-4

这种方法适用于牵拉的起始阶段，内收肌紧张程度较高、柔韧性较差的时候。

3. 侧卧下肢外展练习

动作参见本章第二节梨状肌综合征。

四、运动康复效果

王先生在运动康复中心进行了4周总共12次的手法治疗和康复功能训练，同时配合运动康复治疗师根据上述练习制订的家庭作业。王先生大腿内侧疼痛明显改善，髋关节可进行全范围的内收和外展活动，右腿伸直负重时也未再引发疼痛。目前，王先生已恢复受伤前的跑跳及带球训练，准备重返足球场。

总结：

髋关节疾病大多表现出一系列疼痛和功能障碍的症状，这些症状多会导致关节活动度降低，关节活动量减少，使得关节进一步退化。大众普遍认为只有外科手术才可以打破这个恶性循环。然而，在髋关节骨关节炎、髋关节撞击综合征等疾病的早期，疼痛并不一定来源于关节内部病变。紧张、拉伤或遭受压迫的肌肉才是关节疼痛的真正来源。通过上述运动康复方法可以有效纠正髋关节周围错误的肌肉力线，从而缓解疼痛症状，防止关节进一步退化。如果根据本章提及的内容无法进行自我判断，或经上述练习后疼痛没有减轻，甚至出现疼痛加重的情况，建议求助相关康复机构或医疗机构进行诊断和治疗。

注：本章各节康复练习动图，可通过扫描右侧二维码获得。

第五章　膝关节疼痛的运动康复

第一节　膝关节软骨损伤

一、病例分析

【**病例**】刘女士，三个月前开始出现左侧膝关节疼痛，下蹲时疼痛加剧，还经常腿打软，这让她非常紧张，于是她找到医生，经检查未发现膝关节有明显的损伤，医生建议她回家休养。可是一个多月过去了，刘女士的疼痛感非但没有减轻，反而有加重的趋势。经朋友介绍，她找到运动康复治疗师，希望能得到解决的方法。

经运动康复治疗师检查发现，刘女士左侧大腿肌肉围度明显小于右侧，站立时，两侧膝盖向中间靠拢，双侧足尖向内（也就是我们常说的“X型”腿）。让她做捡拾地上物品的动作时，她的膝关节出现了明显的内扣及向前超过脚尖的异常动作。

二、治疗师点评

膝关节在屈伸运动时，髌骨在股四头肌的拉动下按照一定的轨迹在股骨两髁间形成的槽内上下滑动。肌肉力量不均、动作模式错误、韧带损伤等都可能造成髌骨轨迹发生变化，致使髌骨在膝关节屈伸运动时与股骨发生摩擦，久而久之造成软骨损伤。

刘女士站立时双足分开且两膝向中间靠拢，这是“X形”腿的典型表现（图5-1-1）。此外，她在屈膝下蹲时出现了膝内扣的异常动作，这些日常生活中的错误动作会导致膝关节受力不均，久而久之，过度受力的关节面软骨将会被磨损从而出现关节不适，严重时可能会导致关节炎。

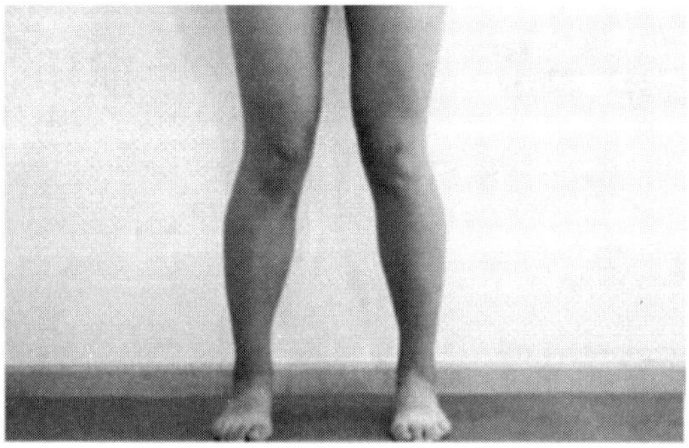

图5-1-1

综上，运动康复治疗师认为，刘女士膝关节疼痛与她日常生活中的错误动作模式有关，臀肌尤其是髋外展肌群力量薄弱是导致错误动作的原因，由于髋外展肌无力，在上下楼梯的过程中骨盆不能维持在应有的高度而出现上下晃动，导致膝关节为了维持稳定而出现内扣，长此以往就形成了不良的动作模式。所以康复的重点应是臀部和下肢肌肉力量练习以及膝关节的稳定控制训练。下面将给出几个动作方案，帮助她康复。

三、运动康复练习

1. 站立膝关节控制练习

患者取站立位，头部和躯干保持正直，双手叉腰，目视前方，然后一脚在后方辅助支撑，另一脚向前踏在软垫（有一定厚度的枕头或沙发垫）上，膝关节稍屈，保持1分钟，换至对侧，每天练习3组（图5–1–2）。

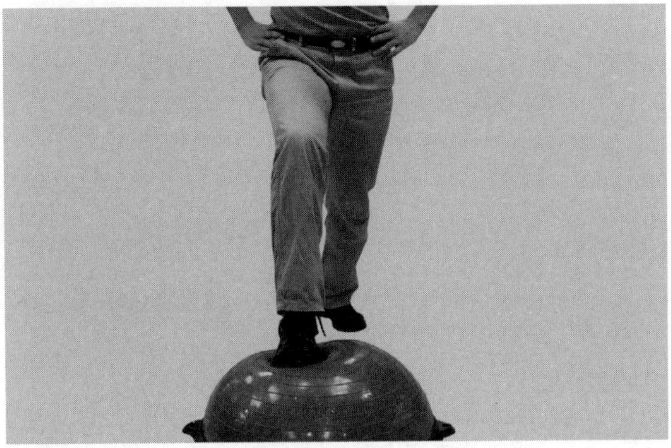

图5–1–2

注意：该动作的支撑腿应为前方腿，要求在练习中膝关节尽可能保持稳定，不要出现晃动。从侧面看膝关节不要向前超过脚尖，因为这样会造成膝关节压力过大。

随着患者控制能力的增强可增加难度，如将软垫换成平衡垫、波速（bosu）球等，还可以增加上肢抛接球练习作为干扰。

2. 侧卧下肢贝壳练习

患者取侧卧位，头与躯干保持正直，髋关节和膝关节屈曲90°，下方腿固定不动，上方腿膝盖上抬，同时保持双脚不分开，做类似贝壳的开合动作（图5–1–3、图5–1–4）。10～20次为一组，练习2～3组。动作要求快起慢放，保持节奏，练习至肌肉有酸胀感为宜，双侧交替。

注意：练习时身体要保持固定不要前后晃动，上方腿膝关节尽可能向上打开，同时双脚不要分离。

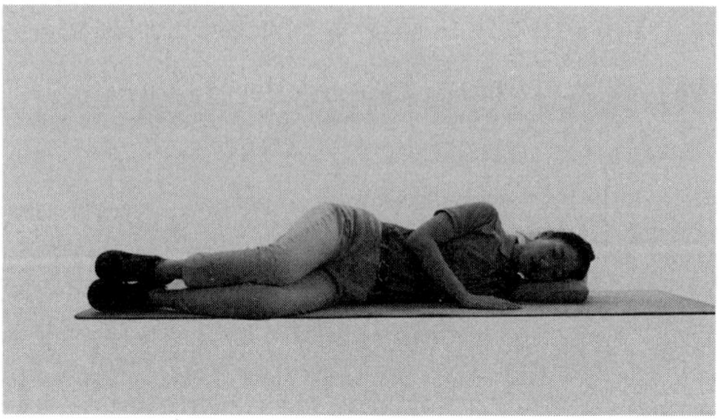

图5-1-3

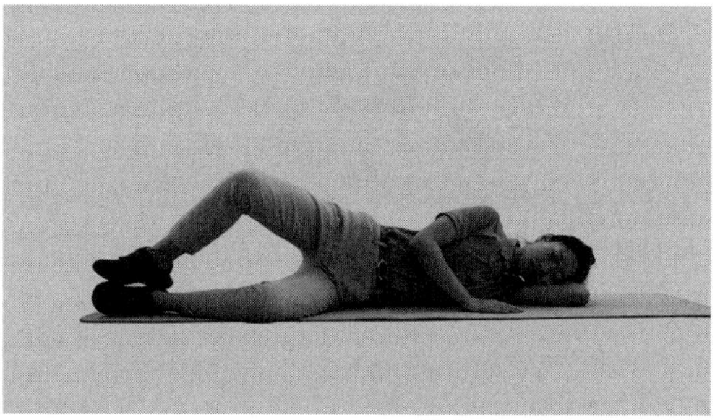

图5-1-4

随着力量增强，患者可以尝试双腿绑弹力带进行抗阻贝壳练习，要求下方固定腿保持不动，上方腿做膝盖对抗弹力环上抬动作。

3. 侧卧下肢外展练习

动作参见第四章第二节梨状肌综合征。

4. 下楼梯动作纠正练习

患者面朝镜子站在踏板上（可以用厚书或稳定的小板凳代替），然后患者一脚向前迈模拟下楼梯的动作，在练习过程中，后方的支撑腿缓慢屈曲将重心下降，此时支撑腿的膝盖不能内扣，迈出腿在最后落地时应充分缓冲。10～20次为一组，练习2～3组，练习至肌肉有酸胀感为宜，双侧交替。

注意：在模拟下楼梯的过程中目视镜子中自己的身体是否明显向一侧偏移或是否存在膝盖内扣的问题，要避免出现这些错误动作。

模拟下楼梯练习应该从一级且较低的台阶开始，逐渐增加高度，随后变成连续下台阶。

5. 弓箭步下蹲练习

动作参见第四章第一节屈肌紧张型髋部疼痛。

四、运动康复效果

刘女士在运动康复中心接受物理治疗、手法治疗和活动中膝关节动作模式的教育，并进行每周2～3次的功能性练习，运动康复治疗师又根据上述练习制订了家庭作业。8周之后，刘女士髋关节外展肌群力量显著提高，膝关节控制能力显著增强，膝关节疼痛减轻，做下蹲动作时疼痛改善最为明显；此外，与之前相比腿打软的现象较少出现，膝关节的功能明显增强。

第二节　膝关节骨性关节炎

一、病例分析

【病例】张大爷一直感觉两侧膝盖不舒服，每逢阴雨天就会特别明显。

经检查，医生告诉张大爷，他这是得了膝关节骨性关节炎，需要及时治疗。此外，医生还告诉张大爷，药物治疗只能缓解他目前的症状，要想很好地维持膝关节的功能，需要进行康复练习。根据医生的建议，张大爷找到了运动康复治疗师。

张大爷来到运动康复中心，运动康复治疗师发现，他步行速度很慢，似乎每走一步都非常艰难。经检查，他的双侧大腿肌肉有明显的萎缩，且膝关节有轻度肿胀并伴有疼痛。

二、治疗师点评

运动康复治疗师分析认为，张大爷的情况符合膝关节骨性关节炎的表现。膝关节骨性关节炎一般由膝关节退行性病变、外伤、过度劳累等因素引起，多见于中老年人，是引发老年人腿疼的主要原因。另外，体重过重、不正确的走路姿势、长时间下蹲、膝关节等因素受凉会加速膝关节的退行性病变。多数膝关节骨性关节炎患者初期症状较轻，若不接受治疗病情会逐渐加重，主要症状有膝部酸痛、膝关节肿胀、膝关节弹响等。此外，膝关节僵硬（好发于晨起时）、发冷也是膝关节骨性关节炎的症状表现，严重者还会发生关节活动受限、关节畸形等问题。

张大爷因为年轻时长期从事负重的工作，这对他的膝关节有很大的损害，以至于在年老时出现了膝关节骨性关节炎。但幸运的是，张大爷及时找到了问题的根源，医生和运动康复治疗师将会帮助他克服膝痛，恢复膝关节的功能。康复的重点是控制膝关节疼痛，维持膝关节正常的活动度及增强下肢肌肉力量。

三、运动康复练习

1. 股四头肌牵拉练习

动作参见第四章第一节屈肌紧张型髋部疼痛。

2. 腘绳肌牵拉练习

患者坐在椅子上，一条腿向前伸直，脚跟着地，另一条腿屈曲放松。背挺直，身体逐渐向伸直侧腿靠近，直至大腿后侧腘绳肌有牵拉感，保持30～60秒，3次为一组，两侧交替（图5-2-1）。

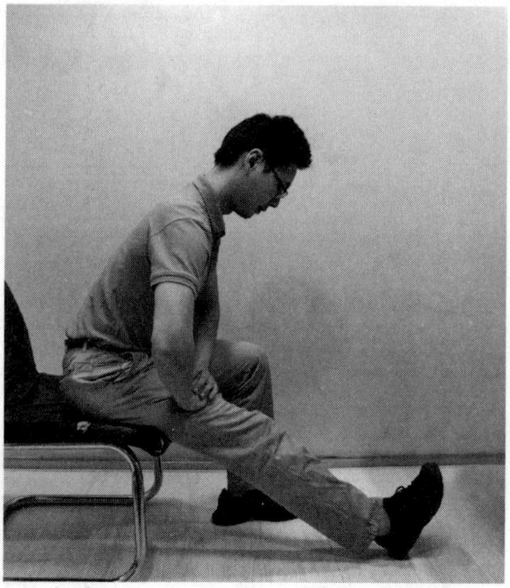

图5-2-1

3. 坐位髌股关节活动度练习

患者取坐位，患侧膝关节屈曲30° ，用双手拇指和食指将自己患侧髌骨向内、向外、向上或者向下推动并持续被动牵伸，这样可以牵伸髌骨支持带等紧张的软组织，增加髌股关节活动（图5–2–2）。10次为一组，每天练习3～4组，两侧交替。

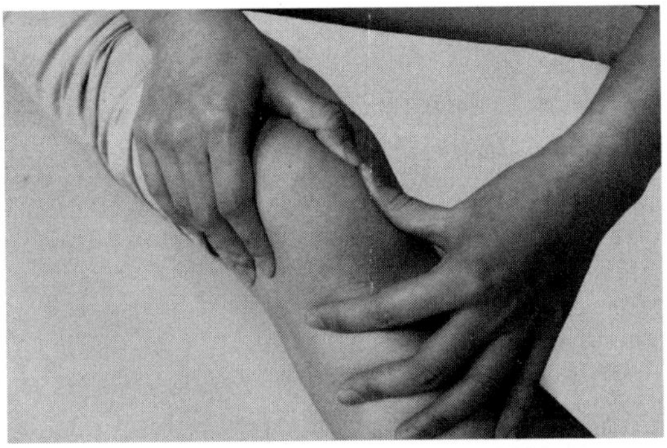

图5–2–2

4. 站立膝关节屈曲练习

患者身体直立，双脚与肩同宽，手扶椅背做支撑，然后臀部向后坐呈蹲的动作，慢落慢起，保持节奏（图5–2–3）。10～20次为一组，练习至肌肉有酸胀感为宜。随着力量的加强，可逐渐增加下蹲角度。下蹲过程中若出现疼痛应立即停止。

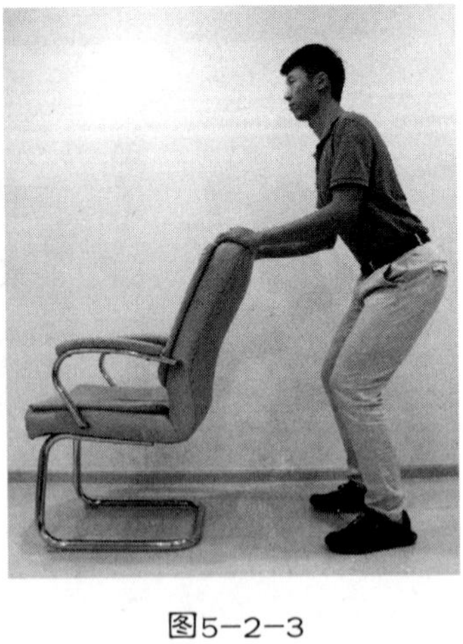

图5–2–3

5. 俯卧膝关节屈曲练习

患者取俯卧位，在小腿远端固定一根弹力绳，让辅助者拉住弹力绳，患者主动屈膝，快起慢放，保持节奏（图5-2-4、图5-2-5）。10～20次为一组，练习至肌肉有酸胀感为宜，双侧交替进行。随着腘绳肌力量的增强，可逐渐增加负重。

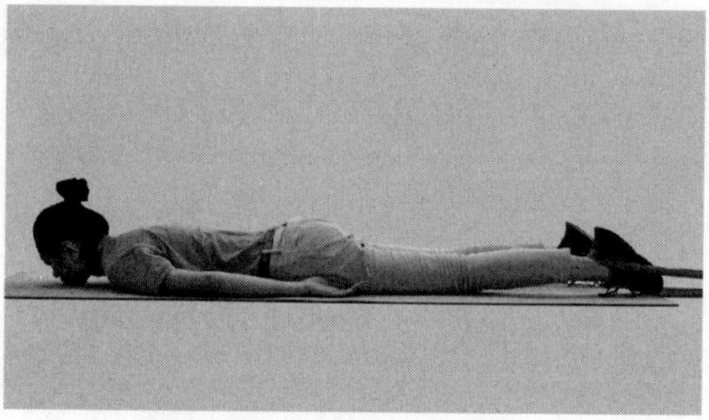

图5-2-4

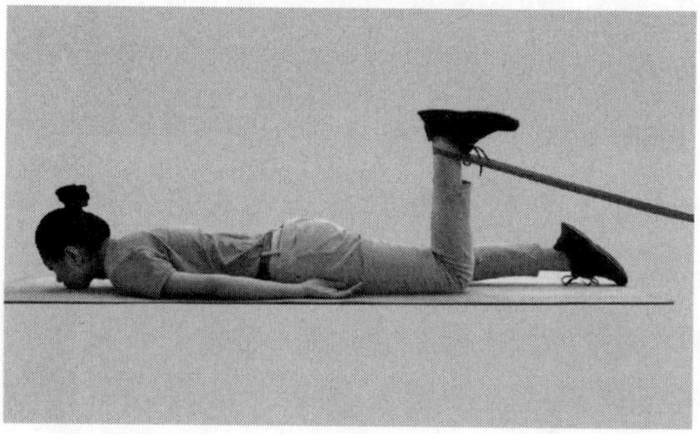

图5-2-5

6. 仰卧臀桥练习

动作参见第四章第一节屈肌紧张型髋部疼痛。

四、运动康复效果

张大爷在运动康复中心进行每周2～3次的物理治疗、手法治疗和膝关节功能性力量练习，运动康复治疗师又根据上述练习制订了家庭作业。6周之后，张大爷膝关节疼痛症状得到了明显改善，对药物的依赖减轻；此外，大腿肌肉围度较训练前明显增加，膝关节肿胀减轻，膝关节的控制能力增强，走路较之前稳健且速度加快，膝关节不适感较之前有明显的改善。

第三节　髌腱末端病

一、病例分析

【病例】周先生是一位篮球爱好者，从小学开始就经常和朋友一起打篮球。但最近，他发现自己右侧膝盖前面，也就是髌腱和髌骨相结合的部位有疼痛，跳起、落地和下蹲时最为明显。此外，上楼梯时右膝也会有痛感，以至于每次上楼梯都不敢用右腿先上。起初周先生并未在意，但后来膝痛让他越来越不敢打篮球，于是在朋友的介绍下，他找到了运动康复治疗师，希望能得到帮助。

周先生来到运动康复中心，运动康复治疗师系统地询问了他的发病情况和目前需要解决的问题，并做了相关检查。经过分析，运动康复治疗师认为，周先生目前的状况符合髌腱末端病的表现，可以用运动康复的方法帮助他改善膝痛的症状，并且恢复膝关节的正常功能。

二、治疗师点评

髌腱末端病又称跳跃者膝，是发生在髌腱止点部位的微细损伤，属于一种退行性病变（即通常所说的劳损），过去多见于专业运动员，特别在跑、跳运动项目中尤为常见（图5-3-1）。随着全民健身理念的普及，越来越多的普通老百姓也得了这种病。一般认为，大腿前群肌中股内侧肌与股外侧肌之间的力量平衡发生变化，可直接导致髌骨产生异常运动，从而对髌腱止点部位产生影响。髌腱末端病主要表现为跳跃或下蹲时髌骨下缘髌尖处疼痛，有的患者甚至在上下楼梯时也会有痛感。按压髌骨下缘髌尖时，患者会有明显痛感，B超和MRI（磁共振成像）可见局部髌腱异常信号。

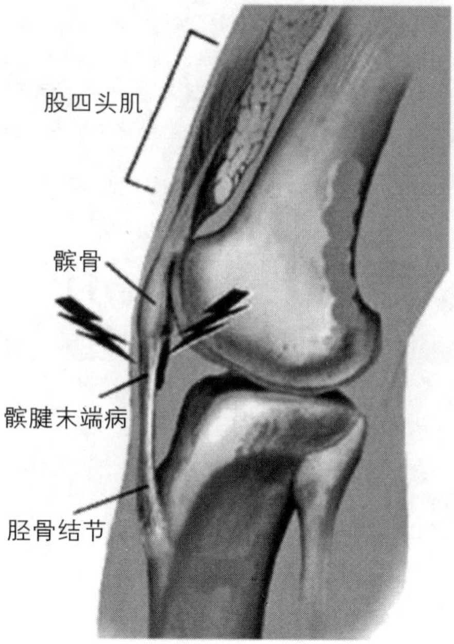

图5-3-1

髌腱末端病会影响我们的生活和工作，但如果真的不幸得了这种病，也不必过于紧张，合理运用运动康复的方法完全可以使我们远离该病的困扰。有研究显示，牵拉股四头肌有助于改善髌腱末端病的疼痛症状，股四头肌的离心力量增加也是治疗髌腱末端病的重要内容。下面将给出几个简单实用的方法来帮助大家战胜髌腱末端病，这些方法同样适用于预防髌腱末端病的发生。

三、运动康复练习

1. 冰按摩治疗

用冰块在髌腱末端疼痛部位以打圈的手法按摩1～2分钟，配合休息1～2分钟为一组，每天做三组，可根据皮肤适应程度增加按摩压力（图5-3-2）。

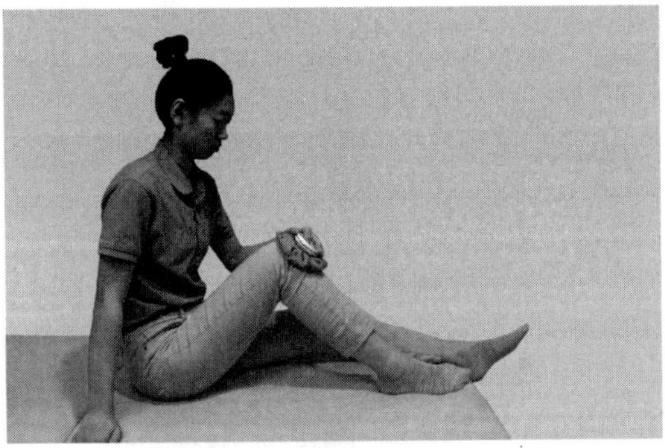

图5-3-2

运动后即刻对髌腱处进行10～15分钟的冰敷，可以有效减轻髌尖处疼痛。

2. 股四头肌牵拉练习

动作参见第四章第一节屈髋紧张型髋部疼痛。

3. 股四头肌离心练习

患者站在椅子前，重心稍偏向患侧，做缓慢下蹲动作，直至坐到后面的椅子上，然后双腿支撑站起，如此重复，10～20次为一组，练习至肌肉有酸胀感为宜（图5-3-3）。椅子的高度可根据患者的完成情况逐渐降低。此外，患者在下蹲过程中，髌腱与髌骨接合部以有轻微疼痛感为宜，若疼痛减轻，可适当增加负荷。

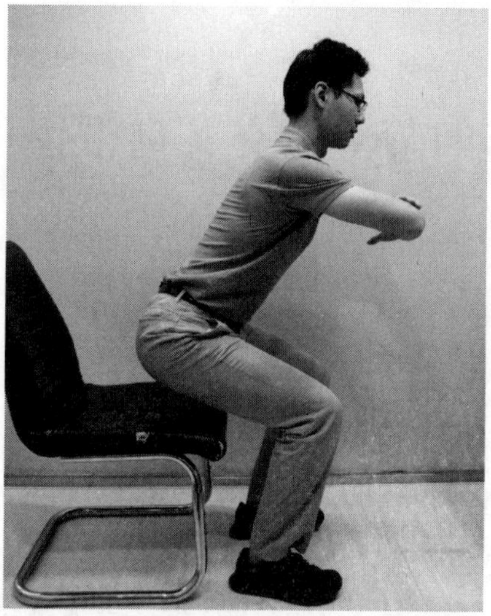

图5-3-3

4. 髌骨带的使用

髌骨带等护具通过改变运动中髌腱牵拉的应力分布，从而减轻髌腱末端牵拉刺激，防止疼痛发生。

四、运动康复效果

在运动康复中心，通过每周2～3次的物理治疗、手法治疗和功能性力量训练，结合运动康复治疗师根据上述练习制订的家庭作业，6周之后，周先生膝关节控制能力显著增强，上下楼梯时膝关节的疼痛感明显减轻，打球时膝关节的疼痛感也较之前有所改善，并且逐渐摆脱髌骨带，周先生感觉到膝关节的功能较之前有了显著的提高。

第四节　前交叉韧带损伤

一、病例分析

【病例】朱先生是一位足球爱好者，平时只要一有空就会邀上几个朋友一起踢球。但就在最近的一次球赛中，他的一个朋友不幸受伤。伤后即刻疼痛难忍，还听到膝关节发出“嘣”的一声。经检查是前交叉韧带断裂，而且必须通过手术重建断裂的前交叉韧带。这件事给了朱先生很大的触动，他上网了解到，前交叉韧带断裂是足球运动中的常见损伤，有着很高的发病率，但通过科学的练习能够有效预防损伤的发生。为了防止朋友的悲剧在自己身上重演，朱先生决定咨询运动康复治疗师，希望能学习一些预防前交叉韧带损伤的方法。运动康复治疗师认为，朱先生的担心是完全正确的，前交叉韧带断裂是足球、篮球等运动中的高发损伤，为了减少其对人体的伤害，我们应积极预防。

二、治疗师点评

前交叉韧带，又称前十字韧带，位于膝关节内，连接股骨与胫骨，主要作用是限制胫骨向前移位，它与膝关节内其他结构共同作用，来维持膝关节的稳定性，辅助人体完成各种复杂和高难度的下肢动作（图5-4-1）。前交叉韧带断裂的主要原因是运动损伤，约占70%以上，患病人数最多的项目是足球和篮球，此外还常见于交通事故中。一般认为，有身体冲撞或者高速度的运动，容易发生前交叉韧带的断裂。常见的受伤机制包括屈膝外翻伤、外旋伤、过伸伤等。常见的受伤动作，例如足球运动中与对方球员对铲发生外翻伤，篮球运动中带球过人时支撑腿膝关节急速扭转发生外旋伤、投篮时单腿落地扭伤，滑雪运动中高速下滑时滑板插入积雪导致摔绊发生膝关节过伸伤等，都容易造成前交叉韧带损伤。此外，高能量的交通事故中的行人遭到撞击、骑车跌倒或是一些体质弱的人不慎跌倒，也可能导致前交叉韧带断裂。一般在前交叉韧带断裂时，会伴有撕裂声、关节错动感以及关节内出血，随后关节出现肿胀、疼痛等症状。

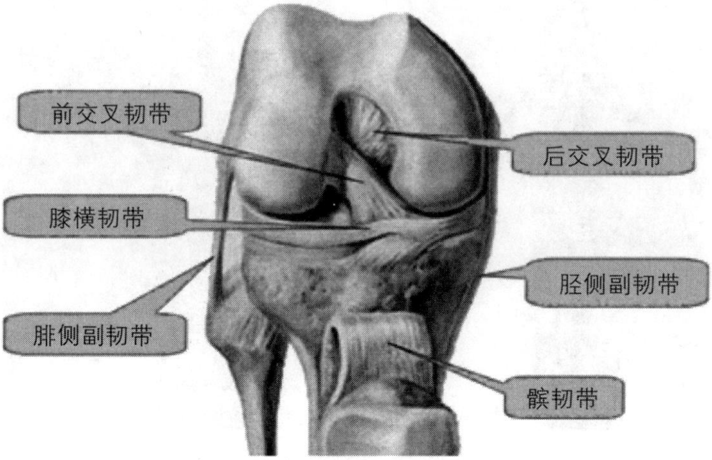

图5-4-1

前交叉韧带断裂会给患者的生活和工作造成严重影响，通过膝关节稳定性练习及腘绳肌肌肉力量练习能有效预防前交叉韧带损伤的发生。下面给出几个预防前交叉韧带损伤的自我保健方法。

三、运动康复练习

1. 站立膝关节控制练习

动作参见本章第一节膝关节软骨损伤。

2. 站立提髋练习

患者一脚站在台阶上，另一脚悬空，双手叉腰，躯体保持中立位，骨盆进行下沉上提练习，身体缓慢下放直到悬空腿落地，快起慢放，保持节奏，10～20次为一组，练习2～3组，练习至肌肉有酸胀感为宜，两侧交替（图5-4-2、图5-4-3）。

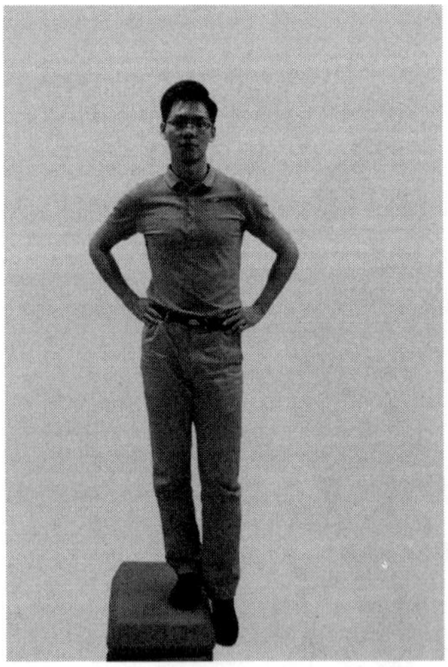

图5-4-2

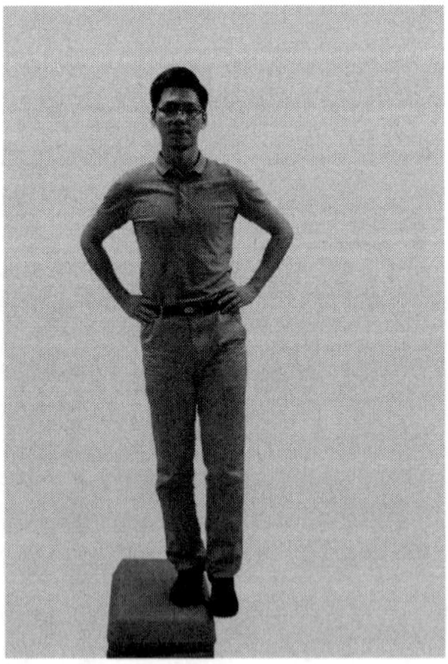

图5-4-3

3. 俯卧膝关节屈曲练习

动作参见本章第二节膝关节骨性关节炎。

4. 弓箭步下蹲练习

动作参见第四章第一节屈肌紧张型髋部疼痛。

5. 纵跳练习

患者站立位，双脚与肩同宽，起跳前预先下蹲然后摆臂用力向上跳起，在跳跃降落过程中膝关节避免内扣，落地时有缓冲（图5-4-4、图5-4-5）。10 ~ 20次为一组，练习2 ~ 3组，一个一个完成，练习至腿部肌肉有酸胀感。随着力量和控制能力增强，可逐渐增加负重或练习组数。

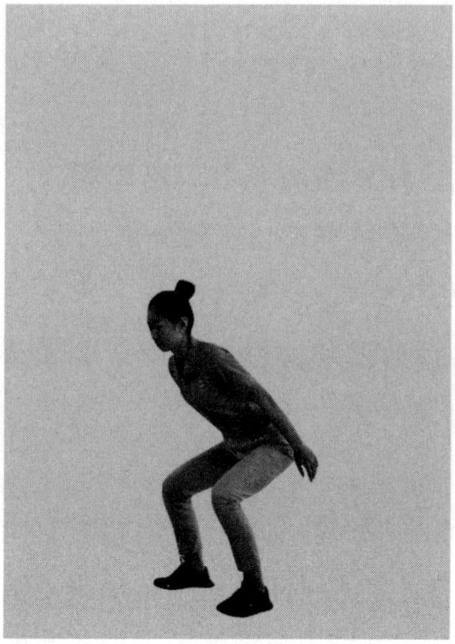

图5-4-4

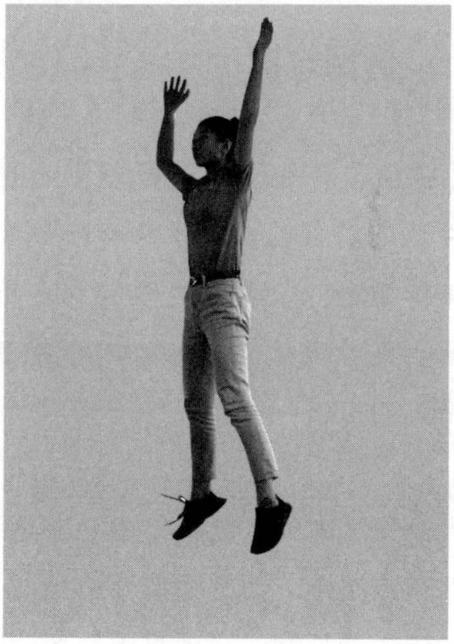

图5-4-5

四、运动康复效果

在运动康复中心，通过每周2～3次的物理治疗、手法治疗和功能性力量训练，结合运动康复治疗师根据上述练习制订的家庭作业，8周之后，朱先生膝关节周围肌肉力量明显增强，膝关节控制能力显著提高，做单腿下蹲动作时，膝关节无内扣等异常动作模式出现，膝关节功能较之前有了明显改善。

第五节　髂胫束摩擦综合征

一、病例分析

【病例】杨先生是一位跑步爱好者，经常参加各类长跑比赛。一个月前他突然发现自己在跑步时右膝关节外侧有疼痛感。最近一段时间，这种痛感呈加重趋势，甚至走路时都会出现。起初，他到医院找了医生，医生告诉他少跑步多休息，但他不想放弃自己的爱好，因此希望寻求运动康复的帮助。

当杨先生来到运动康复中心，运动康复治疗师发现，他走路时右侧膝关节屈曲角度很小，似乎在有意避免膝关节过多的屈伸活动。运动康复治疗师准备触诊右膝外侧时，他显得很紧张；运动康复治疗师触诊了他两侧的髂胫束后，发现右侧明显比左侧紧张。对此运动康复治疗师分析认为，杨先生符合髂胫束摩擦综合征（也就是我们常说的跑步膝）的症状。

二、治疗师点评

髂胫束是从髋部开始，向下延伸并覆盖膝关节外侧表面的一条结缔组织腱（图5-5-1），其功能是阻止胫骨内旋，伸直膝关节和使髋关节外展。髂胫束摩擦综合征被视为最可怕的跑者杀手之一，不少跑者（甚至是职业运动员）为此放弃跑步。一般认为，髂胫束太紧、运动量过大、跑步时小腿与大腿位置不当，以及踝关节不稳是诱发髂胫束摩擦综合征的主要原因。髂胫束摩擦综合征患者通常表现为膝关节外侧刺痛，跑步时疼痛加剧，下坡时尤为剧烈，膝关节在屈曲20°～30° 或伸直（上下楼梯）时疼痛最为明显。

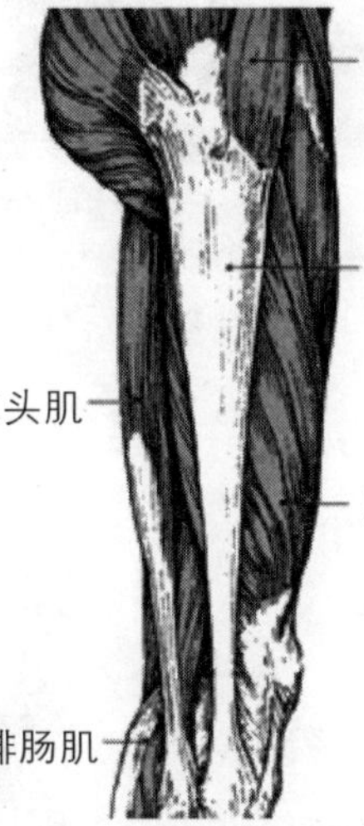

图5-5-1

幸运的是，大量患有髂胫束摩擦综合征的患者经过运动康复后恢复了健康。针对杨先生的情况，运动康复治疗师认为需要接受必要的康复治疗，放松紧张的髂胫束，加强臀肌尤其是髋外展肌群的力量，进行下肢功能性力量训练。

三、运动康复练习

1. 泡沫轴放松髂胫束练习

患者侧躺，利用身体的重量将髂胫束压在泡沫轴上，让泡沫轴在整个髂胫束上来回滚动，保持60~90秒，3次为一组，两侧交替（图5-5-2）。

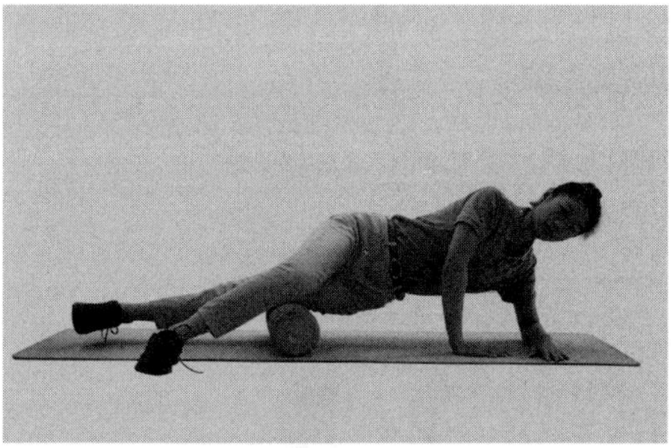

图5-5-2

2. 髂胫束牵拉练习

患者双腿交叉站立，保持身体平衡，骨盆向后侧腿一侧伸展，然后身体前屈在保证稳定的情况下，双手触摸后侧腿的脚后跟，保持30～60秒，3次为一组，两侧交替（图5-5-3）。

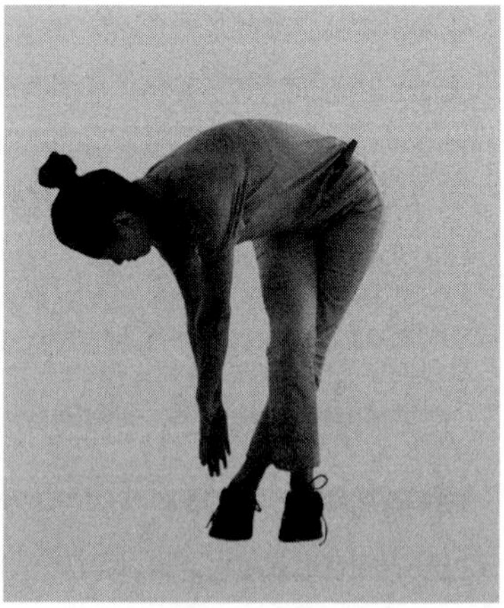

图5-5-3

3. 横向跨步练习

患者双腿分开1.5倍肩宽距离站立，脚尖向外30°，弹力带绑在大腿中段。挺胸直背，屈膝下蹲，膝盖避免超过脚尖。保持身体重心位置不变，大腿向外撑开弹力带，向左侧迈步，右脚有控制地跟随左脚向左迈步（图5-5-4、图5-5-5）。左右侧交替练习，保持节奏，1分钟/组，练习至肌肉有酸胀感为宜。

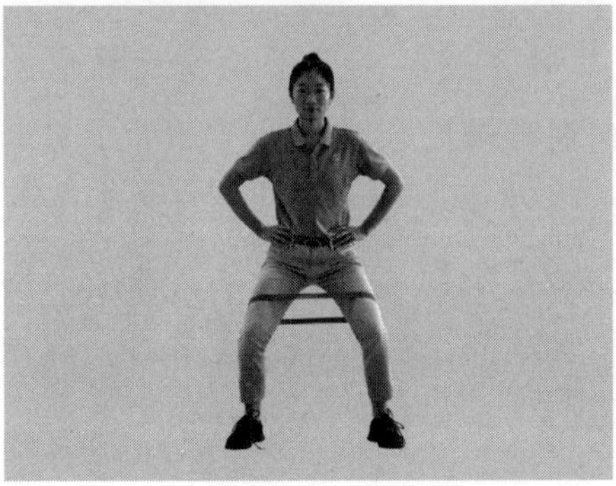

图5-5-4

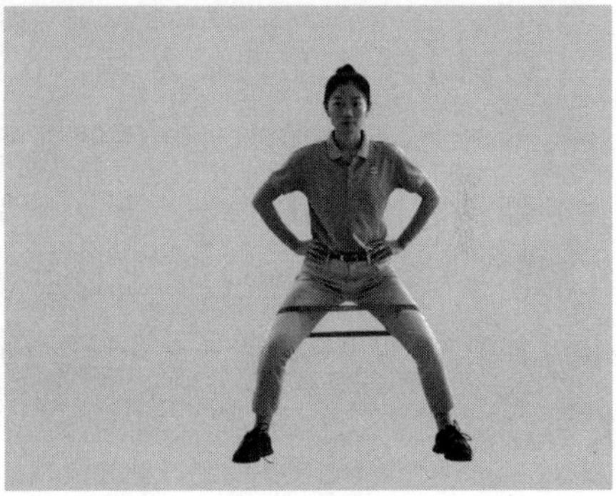

图5-5-5

4. 站立提髋练习

动作参见本章第四节前交叉韧带损伤。

四、运动康复效果

在运动康复中心，通过每周2～3次的物理治疗、手法治疗和功能性力量训练，结合运动康复治疗师根据上述练习制订的家庭作业，8周之后，杨先生原先紧张的髂胫束得到充分放松，膝关节控制能力显著提高，膝关节外侧疼痛得到缓解，目前正逐渐恢复跑步训练量。

第六节　髌股疼痛综合征

一、病例分析

【病例】李先生最近发现自己走路时左侧膝关节前面有钝痛感，久坐、久站时尤甚。此外，他还明显感觉到活动时左侧膝关节髌骨下有摩擦感，下楼梯时还会腿打软。为此李先生到医院去看医生，经过检查，医生告诉李先生，他这是髌股疼痛综合征，要想彻底治愈这种病，除了必要的药物治疗外，康复练习必不可少。听了医生的建议，李先生果断找到运动康复治疗师。

李先生来到运动康复中心后，运动康复治疗师对其膝关节做了仔细的检查，结果发现用力按压左侧髌骨并左右、上下推动时，李先生感到疼痛加剧。此外，进行膝关节屈伸运动时，左侧髌骨的活动轨迹相对于右侧更偏向外上方。结合李先生的陈述及检查结果，运动康复治疗师认为他的情况符合髌股疼痛综合征的表现。

二、治疗师点评

髌股疼痛综合征是指在日常生活中膝关节频繁屈伸，髌股关节长期剧烈摩擦，引起髌股关节软骨的表层下出现变异，导致轻微不适及炎性反应，严重者在关节内窥镜检查时发现部分软骨缺损、变形。当膝关节屈伸时，髌骨会在股骨沟内滑动。但是如果存在膝关节周围软组织过紧、肌力过弱、肌肉失控或生理结构异常（如膝外翻和扁平足），可能导致髌骨错位，使之无法顺畅地在股骨沟内滑动，久而久之，会使髌股关节软骨受损。髌骨下关节内疼痛和髌骨周围痛是该病的主要症状，特别是在屈膝下蹲和下楼时症状加剧。大多数髌股关节综合征患者表现为膝关节前方轻度钝痛不适，一个姿势保持一段时间后起身时疼痛明显，所以又称为“电影院征”或“剧场征”。髌股关节活动时出现摩擦音，或感觉有“捻发音”；患者膝关节屈伸时可能存在“交锁感”或“腿打软”的情况，下楼时疼痛及“腿打软”现象更明显。

髌股疼痛综合征在日常生活中较为常见，康复训练的关键是恢复正确的髌骨运动轨迹，这就需要正确的下肢肌肉牵拉，以及股四头肌内侧头的肌力增强。一旦掌握了正确的康复方法，我们完全可以战胜它。

三、运动康复练习

1. 坐位髌股关节活动度练习

动作参见本章第二节膝关节骨性关节炎。

2. 股四头肌牵拉练习

动作参见第四章第一节屈肌紧张型髋部疼痛。

3. 腘绳肌牵拉练习

动作参见本章第二节膝关节骨性关节炎。

4. 股内侧肌肌力练习

患者坐位，躯干保持直立，双脚悬空，在小腿远端绑上适当重量的沙袋做膝关节终末范围（30° ~0° ）的伸展，快起慢放，保持节奏，双侧交替，10 ~ 20次为一组，练习至肌肉有酸胀感为宜（图5–6–1、图5–6–2）。随着股四头肌力量的增强，可逐渐增加负重。该练习可强化股内侧肌肌肉力量。

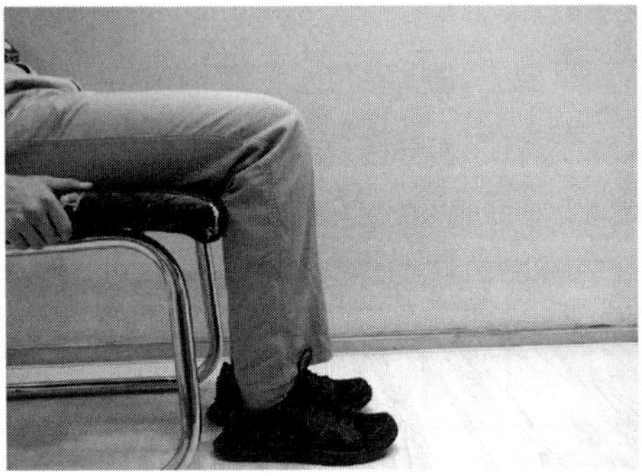

图5–6–1

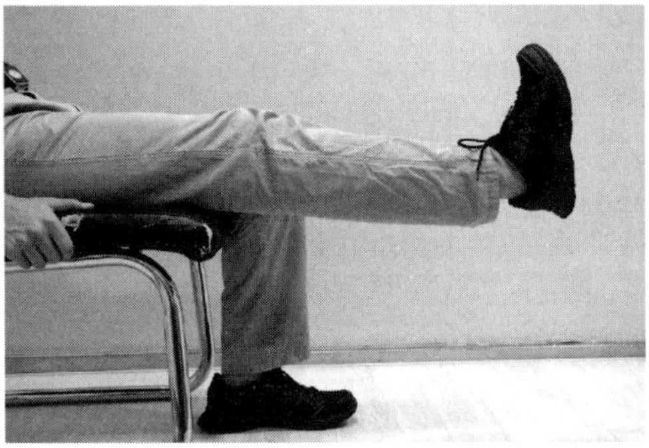

图5–6–2

5. 股四头肌离心练习

动作参见本章第三节髌腱末端病。

6. 仰卧臀桥练习

动作参见第四章第一节屈肌紧张型髋部疼痛。

四、运动康复效果

在运动康复中心，通过每周2 ~ 3次的物理治疗、手法治疗和功能性力量训练，结合运动康复治疗师根据上述练习制订的家庭作业，8周之后，李先生膝关节周围肌肉力量得到明显增强，膝关节的控制能力显著提高，做单腿下蹲和双腿跳跃动作时，未见明显膝关节内扣现象。在久坐和上下楼梯时，李先生膝关节的疼痛感明显减轻。

总结：

膝关节是一个复杂的大关节，可能发生各种各样的损伤；出现疼痛的原因可能是急性的韧带损伤或肌肉拉伤，也可能是慢性炎症如髌腱末端病，还可能是退行性改变如膝关节炎和髌股疼痛综合征。如果根据本章节提到的内容无法进行疼痛原因的自我判断，建议求助专业的医疗和康复机构进行康复损伤的评定。

注：本章各节康复练习动图，可通过扫描右侧二维码获得。

第六章　踝关节损伤的运动康复

第一节　踝关节扭伤

一、病例分析

【病例】宋女士，52岁，在走路时，突然遇到路面不平，致使一侧脚底翻向内侧，造成脚踝前外侧疼痛，立即就医。经X线检查无明显异常，诊断为软组织损伤，于是在家静养。静养期间，宋女士常用外用药涂抹患处，并且一直使用踝关节护具和拐杖帮助行走。两周以后，宋女士发现疼痛没有减轻，并且脚踝无法自由活动。经朋友介绍，她来到运动康复中心，找到运动康复治疗师，希望能得到解决的方法。

运动康复治疗师检查发现，宋女士受伤的脚踝前外侧仍有压痛和轻微肿胀；在转向内侧达到最大角度时脚踝的外侧疼痛明显；让其伤侧脚踝向各个方向转动时，表现为不会向外侧转动；伤侧小腿没有健侧粗，肌肉也相对于健侧较软。在去除护具与拐杖后，其伤侧单脚不能站立，行走时表现为跛行。

二、治疗师点评

在行走过程中突然踩进一个坑中，或比赛中起跳落地时踩在对手的脚上，造成踝关节突然过度内翻伴旋后并产生踝关节外侧疼痛，是典型的踝关节外侧韧带急性扭伤（图6–1–1）。

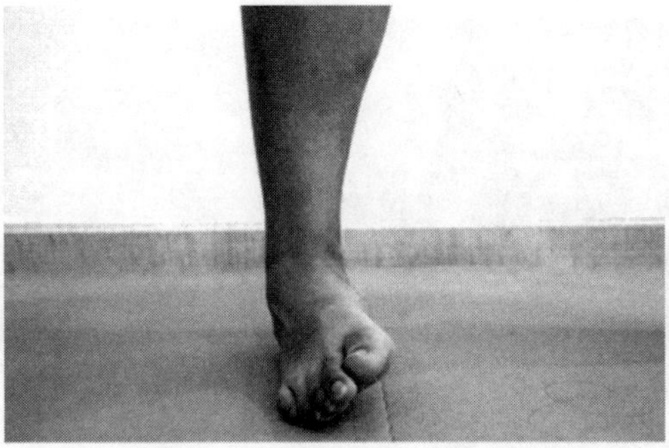

图6–1–1

宋女士两周以后受伤处仍有疼痛和轻微肿胀，说明该处仍有炎症反应与组织渗出，需要进行相应的物理治疗以消除炎症、促进组织修复。在康复训练时，需要注意疼痛的控制以及康复训练后的冰敷。

综上，运动康复治疗师认为，宋女士表现出脚踝不会向外侧转动，是由于踝关节被护具保护着，减少了大脑对伤侧踝关节肌肉的控制，踝关节周围原有的保护与运动肌群就失去了工作的机会，导致“用进废退”。其次是，患侧小腿围度减少、肌肉变软，说明肌肉已经有萎缩。跛行与不能单脚站立，说明其患侧不能单脚支撑自己的体重，以及平衡能力下降。因此康复的重点是下肢力量训练、踝关节周围的神经肌肉控制训练，以及平衡能力训练。下面给出几个动作方案，帮助她康复。

三、运动康复练习

1. 坐位踝关节无负荷外翻练习

患者坐在床上，双腿伸直，将脚踝放于床沿以外，将脚底转向外侧，

15～20个为一组，练习3组，每组间歇1分钟；动作要求速度适中，达到无疼痛的最大活动范围，练习至肌肉有酸胀感为宜（图6-1-2）。

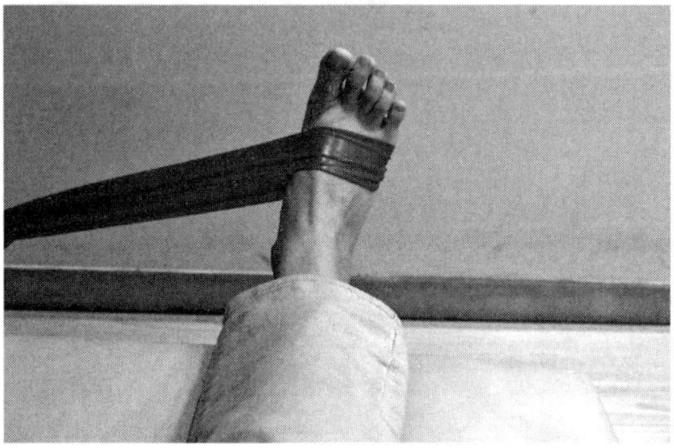

图6-1-2

注意：保持膝关节伸直，大腿不要转动。

当能顺利完成时，可以在脚背的外侧加上弹力带，进行抗阻外翻。

2. 坐位踝关节无负荷绷脚（跖屈）练习

患者坐在床上，双腿伸直，将脚踝放于床沿以外，绷脚，15～20个为一组，练习3组，每组间歇1分钟；动作要求速度适中，达到无疼痛的最大活动范围，练习至肌肉有酸胀感为宜（图6-1-3）。

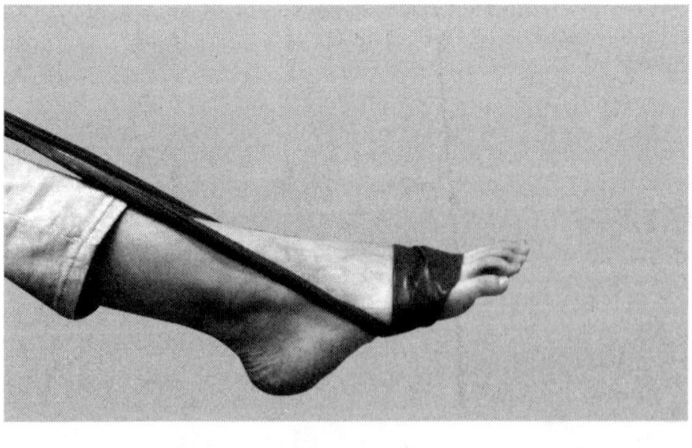

图6-1-3

注意：保持膝关节伸直，不要有脚面向内侧和向外侧的旋转。

当能顺利完成时，可以在脚底加上弹力带，进行抗阻绷脚。

3. 站立位重心转移练习

患者双脚与肩同宽站立，脚尖朝向前方，保持膝关节和身体直立，开始时可以将自身的重量放多一点在健侧，然后慢慢地把重心往伤侧转移，每个30秒，15 ~ 20个为一组，练习3组，每组间歇1分钟（图6–1–4）。

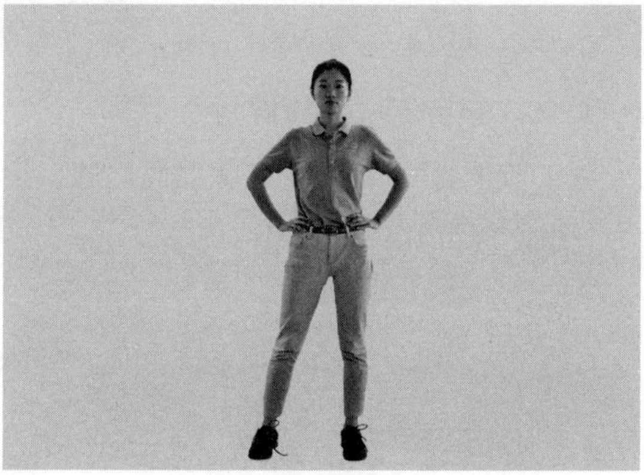

图6–1–4

注意：脚尖朝向前方，在转移过程中缓慢进行，不宜过急，转移重量的标准以不产生疼痛为宜。

逐渐练习，一直到伤侧可以承受全部体重，然后增加伤侧承受全部体重的时间。

4. 站立位双脚提踵练习

患者双脚与肩同宽站立，脚尖朝向前方，双脚踮起，15 ~ 20个为一组，练习3组，每组间歇1分钟，动作要求快起慢放，保持节奏，控制住脚踝的稳定，练习至肌肉有酸胀感为宜（图6-1-5）。

注意：开始时可以手握栏杆或者扶墙。在踮脚的过程中，身体重心放在前脚掌第一、二脚趾间，不要有身体的晃动，保持身体直立。

随着力量增强，患者可以尝试在台阶上进行练习，要求脚后跟放于台阶外面，前脚掌踩在台阶上，进行提踵练习。

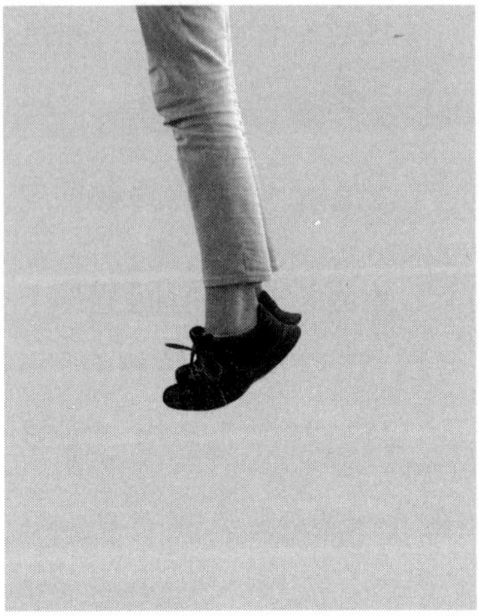

图6-1-5

5. 单脚站立练习

患者双手叉腰，单脚（最好是光脚）站在地面上，脚尖朝前，膝关节伸直，将另一条腿屈髋屈膝，抬离地面，单脚站立保持稳定30～60秒为一组，练习3组（图6-1-6）。

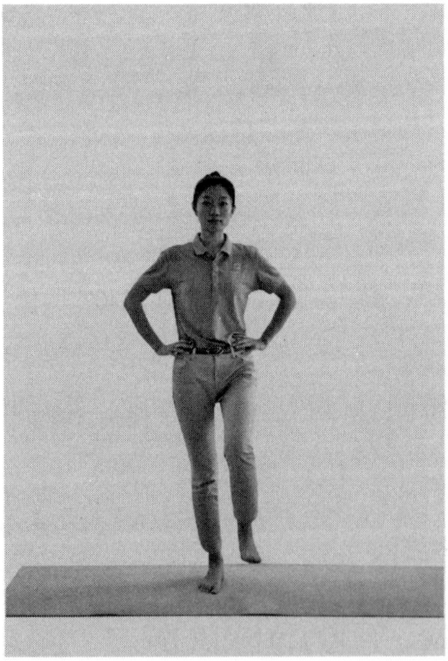

图6-1-6

注意：上身保持直立，无骨盆、躯干倾斜，身体不要晃动，抬起的脚不要靠在支撑脚上。

当能够顺利完成时（即单脚站立1分钟感觉很轻松，无身体晃动等），随着稳定性的增加，可以增加难度，进行闭眼单脚站立，以及加平衡垫等平衡练习（图6–1–7）。

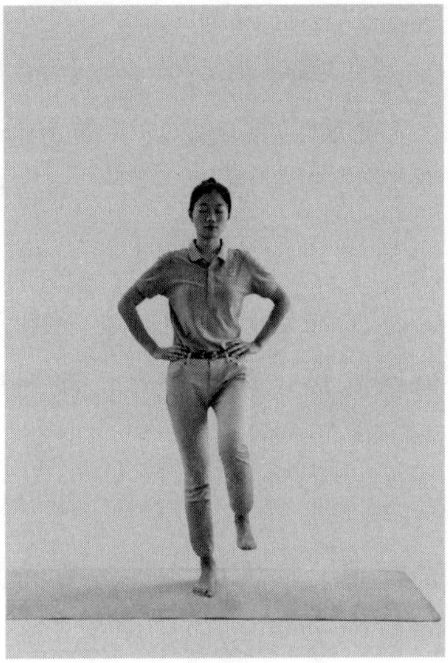

图6–1–7

四、运动康复效果

在运动康复中心，通过每周2～3次的物理治疗、手法治疗和功能性力量训练，结合运动康复治疗师根据上述练习制订的家庭作业，8周之后，宋女士踝关节前外侧疼痛完全消失，踝关节周围肌群的力量明显增强，神经肌肉控制能力以及平衡能力得到了显著改善。

第二节　踝关节不稳

一、病例分析

【病例】小郭，18岁，男，篮球运动员，6个月前由于在比赛中起跳落地时，右脚不小心踩到其他球员的脚，导致右踝关节外侧扭伤。立即就医，经X线检查无骨折，诊断为软组织损伤，进行了为期一周的治疗。在此后几个月的训练中，他习惯使用贴布和绷带保护脚踝，但是仍然经常感觉右踝有不适感，有时不自觉地向内侧扭一下，感觉在运动中难以控制自己的右踝，并且总是担心再次扭伤。经朋友介绍，他来到运动康复中心，找到运动康复治疗师，希望能得到解决的方法。

运动康复治疗师经检查发现，小郭两侧踝关节的关节活动度并没有较大的差异，均在正常范围内；两侧踝关节的肌肉力量也相对比较平衡；但是在单脚站立时，他的右腿单脚站立，睁眼为40秒、闭眼为15秒；左腿单脚站立时，睁眼2分钟以上、闭眼超过1分钟，左右两侧相差较大。

二、治疗师点评

小郭感觉自己踝关节不适，难以控制踝关节，以及在肌力、关节活动度正常的情况下，单腿站立所表现出的左右两侧较大差异，均是其踝关节不稳的表现。踝关节损伤如果未得到及时正确的治疗，在伤后1年内反复受伤的风险会极大地增加，原因是扭伤后踝关节韧带上的力学感受器受损而影响了本体感觉的输入，受损的本体感觉系统会影响神经肌肉控制能力，使踝关节的稳定性降低，导致再次损伤的发生率上升。

小郭在受伤以后并没有对踝关节进行康复训练，虽然他在扭伤以后进行了及时的物理因子治疗，促进了炎症的消除，但是他受损的本体感觉与减弱的神经肌肉控制能力并没有恢复。

综上，运动康复治疗师认为，小郭在感觉踝关节难以控制时，并没有进行相应的训练，而是选择使用贴布和绷带来帮助固定脚踝，这样会变得越来越依赖防护工具，使得踝关节本体感觉下降，从而影响神经肌肉控制，丧失踝关节的自我保护，因此需要进行一些本体感觉训练来恢复自身的本体感觉，防止损伤再发生。下面给出几个运动方案，帮助他康复。

三、运动康复练习

1. 单脚站立练习

动作参见本章第一节踝关节扭伤。

2. 踮脚尖直线走练习

患者踮起双脚的脚后跟，着力点在前脚掌，在地面上沿着一条直线向前走，16步为一组，练习3组，动作要求在行走过程中保持稳定（图6-2-1）。

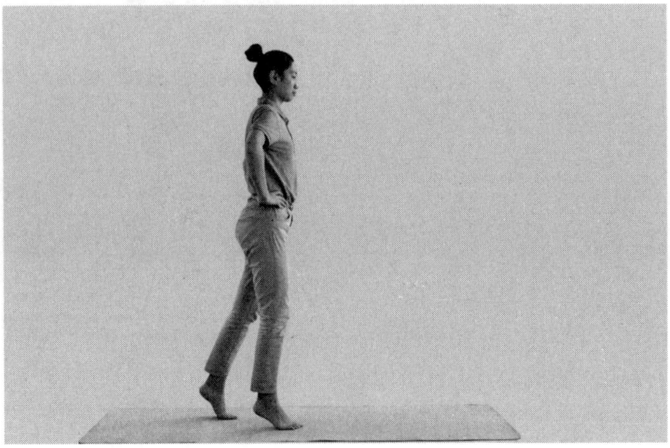

图6-2-1

注意：着力点在前脚掌的大脚趾与二脚趾之间，不要有踝关节的旋转，脚尖与膝关节在一条直线上，保持膝盖与身体直立，不要有身体的左右倾斜与晃动。

当能够顺利完成时，可以增加行走的步数，以及选择曲线走、倒退走等。

3. 动态单脚站立练习

患者单脚（最好是光脚）站在地面上，脚尖朝前，膝盖伸直，将另一条腿屈髋屈膝，抬离地面，将球抛向墙面，反弹回来，再接住，15次为一组，练习3组。

注意：上身保持直立，无骨盆、躯干倾斜，躯干不要有晃动，抬起的脚不要靠在支撑脚上。

随着能力增加，当站在地面上较稳定后，可进阶至站在波速球上，与对方进行抛接球练习，15次为一组，练习3组（图6-2-2）。

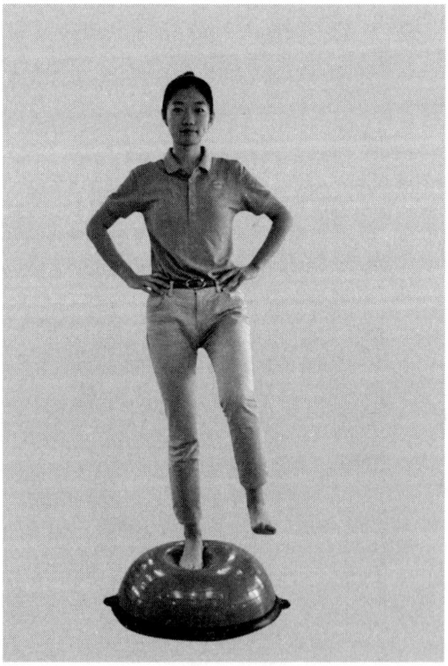

图6-2-2

4. 站姿双脚起跳单脚落地支撑练习

患者站立位，双腿屈膝下蹲，然后双脚起跳，落地时采用单脚支撑，健侧腿与患侧腿交替进行，一侧腿6～8次为一组，每天练习2～3组（图6-2-3～图6-2-5）。

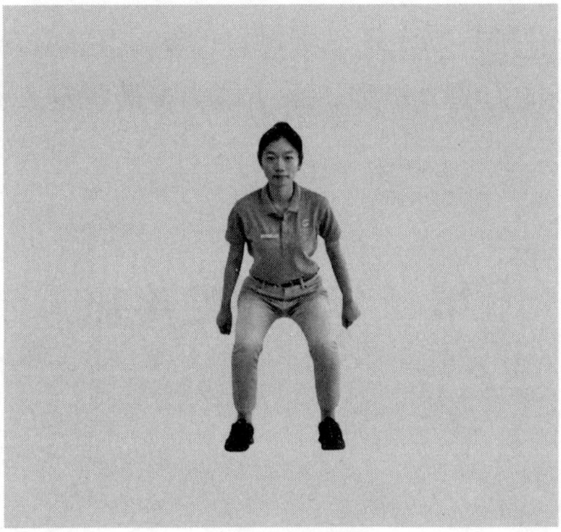

图6-2-3

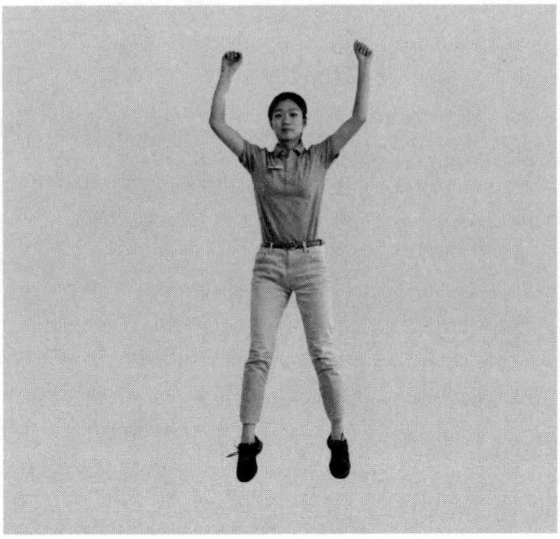

图6-2-4

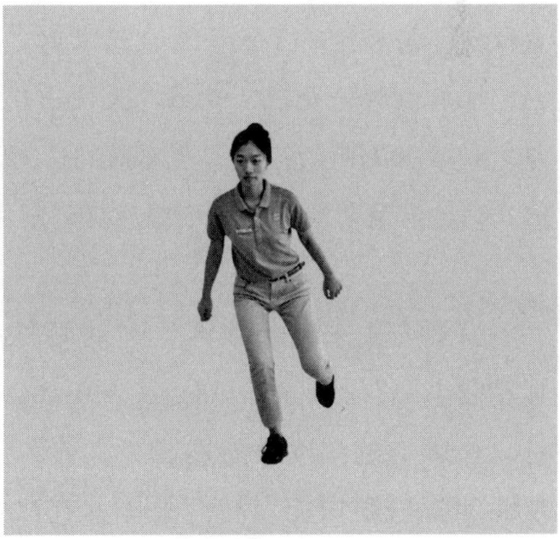

图6-2-5

注意：该练习要求较高，能进一步提高踝关节的动态稳定性，需要在康复练习的后期进行，避免过度刺激造成的踝关节疼痛。

四、运动康复效果

在运动康复中心，通过每周2～3次的物理治疗、手法治疗和功能性力量训练，结合运动康复治疗师根据上述练习制订的家庭作业，6周之后，小郭右侧踝关节的神经肌肉控制能力明显增强，平衡能力显著提高，闭眼、睁眼单脚站立时间与左脚几乎一致。

第三节　跟腱疼痛

一、病例分析

【**病例**】刘先生，35岁，上班族，平时运动量较少，某天慢跑了20公里，结束时并没有任何不适，也没做放松处理，在第二天便出现左侧小腿下部、脚后跟上面的疼痛，走路跛行。经网上咨询，他找到运动康复治疗师，希望能得到解决方法。

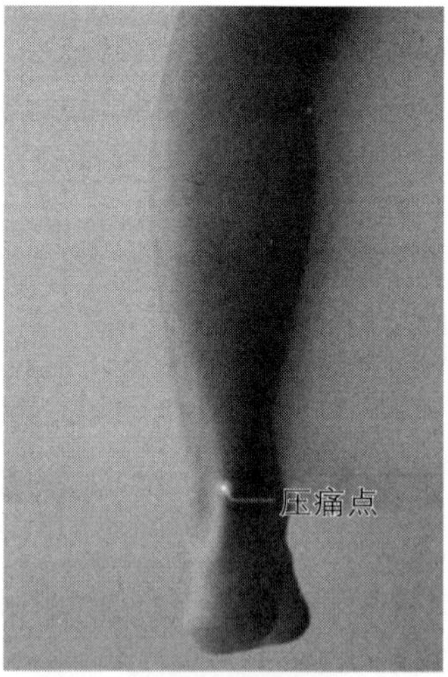

图6-3-1

当刘先生来到治疗区，运动康复治疗师发现其左侧小腿跟腱处有压痛点（图6-3-1）；在勾脚时，左脚勾的幅度没有右脚大；在站立位时，发现两侧脚后跟均相对转向外侧；在坐位直腿绷脚时，左脚往下踩的力量没有右脚大。

二、治疗师点评

小腿下部、脚后跟上面，是临床上所讲的跟腱位置。跟腱是人体最大、最粗壮的肌腱，当小腿三头肌收缩时，小腿三头肌拉着跟腱、跟腱拉着跟骨，从而使我们产生脚掌向下的动作。

长距离跑步，小腿三头肌不断收缩，产生疲劳，导致肌肉处于紧张缩短状态。与此同时，跟腱也在受到反复过度的牵张力的作用下变得紧张。久而久之，跟腱局部劳损致伤。

刘先生平时运动量较少，慢跑20公里，这个运动强度对于刘先生来说相对较大。运动训练需要一个循序渐进的过程，对于平时没有运动习惯的人群，开始时需要遵循小负荷、低强度的原则，逐渐寻找自身适合的运动量，并且运动时间与频率要有一定的规律。为了促进健康，建议大多数人进行每周3～5次，每次30分钟以上的中等强度运动。

刘先生左脚往下踩的力量不如右脚大，提示左侧小腿三头肌力量相对不足。长距离慢跑时左侧小腿三头肌更易疲劳，对于连接肌肉与跟骨的跟腱来说，承受的应力就变得更大，使得跟腱损伤的风险增大。站立位时，发现两侧脚后跟均相对转向外侧，说明其跟骨力线发生了改变，相应的附着于跟骨上的跟腱，在小腿三头肌收缩发力时，跟腱牵拉跟骨的力矩也发生了改变，从而使跟腱负荷增大，造成跟腱紧张。

综上，运动康复治疗师认为，刘先生跟腱疼痛与小腿三头肌肌力不足有关。需要增加跟腱的柔韧性以及小腿三头肌的肌肉耐力，提高肌肉的抗疲劳能力，减少跟腱的负荷，从而降低损伤风险。下面给出几个运动方案，帮助他康复。

三、运动康复练习

1. 小腿三头肌自我放松

患者坐于治疗床，患侧腿屈曲，将腿放于治疗床上，患者拇指与其余四指成楔形握住患侧小腿三头肌，沿着小腿三头肌的方向交替挤压放松，往返3～5次，直到肌肉紧张度明显降低。

2. 站立位跟腱牵拉练习

（1）平地牵拉：患者身体前倾面对墙壁，双手伸直平推墙壁，有疼痛的下肢膝关节向后绷直，另一侧膝关节成弓步。感到后侧小腿的跟腱和足底韧带受到牵拉，保持牵拉感15～20秒。双足都有疼痛，可交替双足的位置，用相同方法进行。

注意：保持后膝绷直和足跟触地，脚尖朝前，身体向前不要有旋转。

（2）台阶牵拉：患者前脚掌站在一个台阶上，脚后跟悬空，保持身体直立，手握栏杆或者扶墙保持身体平衡，逐渐放松小腿肌肉，将脚后跟尽可能地降到最低处，这时会感到小腿肌肉、跟腱和足底韧带受到牵拉，保持牵拉感15～20秒（图6-3-2）。

注意：保持身体直立，脚后跟向下放的时候，不要偏向内侧或外侧。

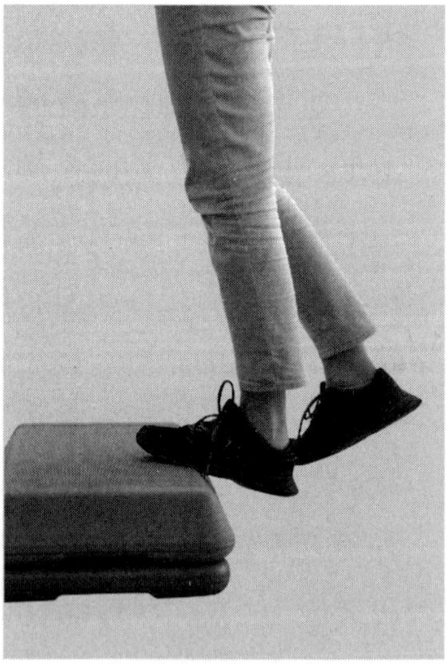

图6-3-2

3. 站立位双脚提踵练习

动作参见本章第一节踝关节扭伤。

四、运动康复效果

在运动康复中心，通过每周2～3次的物理治疗、手法治疗和功能性力量训练，结合运动康复治疗师根据上述练习制订的家庭作业，8周之后，刘先生左侧小腿跟腱疼痛完全消失，左侧踝关节角度恢复正常，小腿三头肌肌力增加，柔韧性改善，并且养成了良好的运动前热身、运动后放松的习惯。

总结：

踝关节结构复杂，出现损伤往往会产生一系列后果，有时一个单纯的急性扭伤可能会存在持续数日甚至数周的疼痛，如果疼痛持续存在，建议求助专业的医疗和康复机构进行康复损伤的评定。所以，对于踝关节损伤，防患于未然才是重点，所有的康复练习动作同样也是预防练习的内容，应多加练习以提高踝关节稳定性，同时还须有一定的灵活性，减少损伤发生的几率。

注：本章各节康复练习动图，可通过扫描右侧二维码获得。

第七章　足部疼痛的运动康复

第一节　足跟痛

一、病例分析

【病例】陈先生，52岁，爱好旅游和跳舞，右足跟疼痛近1个月。陈先生站立或行走时间稍长就会有肿胀的感觉，且踩地的过程中会痛，疼痛部位在足跟下偏内侧，较表浅，休息后缓解。经医院X线检查并无异常，但疼痛却困扰着他不敢再继续跳舞。经朋友介绍，他得知运动康复中心是治疗此种损伤最适合的地方，便来到运动康复中心，找到运动康复治疗师，希望能得到解决的方法。

经运动康复治疗师观察，陈先生步行姿势无异常，疼痛出现后，换穿运动鞋有所缓解。运动康复治疗师按压他的足跟时有压痛产生，疼痛部位较表浅，有肿胀和硬块的感觉，不负重时足部的活动并不受影响。

二、治疗师点评

足跟脂肪垫位于足跟下，主要在足部受挤压和冲击时起到吸收震荡的作用。足跟痛多发于40～65岁的中、老年人，以男性肥胖者或田径运动员居多，可一侧或两侧同时发病。一方面体重增加、长时间行走或站立及鞋底较硬等原因累积的劳损使足跟脂肪垫出现慢性无菌性炎症；另一方面，随着年龄的增加，跟骨脂肪垫弹性脂肪组织会发生退变，胶原、水分、弹性纤维逐渐减少。就像穿久了的鞋子鞋跟会变薄，老年人足跟脂肪垫会有不同程度的萎缩变薄、弹性下降，容易引起足跟痛。陈先生的年龄较大，足跟脂肪垫会有所退变。他又喜欢穿皮鞋跳舞，又是在冬季，这样足底反复撞击地面，久而久之就会引起足跟痛，更严重的可能会钙化形成骨刺。

综上，运动康复治疗师认为，陈先生的足跟疼痛与其年龄的增长，以及长期穿较硬的皮鞋进行运动有关。足跟反复受到较硬的撞击，导致足跟脂肪垫的慢性无菌性炎症，产生了损伤。运动康复治疗师决定进行一些消除疼痛的治疗，然后制订一些功能性的练习，延缓脂肪垫的退变；其次是让陈先生在治疗阶段穿运动鞋且尽量避免跑步等运动。

三、运动康复练习

1. 跟腱及小腿后群肌牵拉练习

（1）坐位牵拉练习：患者直腿坐在床上，用一条毛巾绕过足底，双手拿住毛巾的两头，双手拉毛巾以拉动足底从而牵拉跟腱及小腿后群，牵拉时小腿和跟腱可感觉轻微酸胀（图7–1–1）。保持30～60秒，3次为一组。

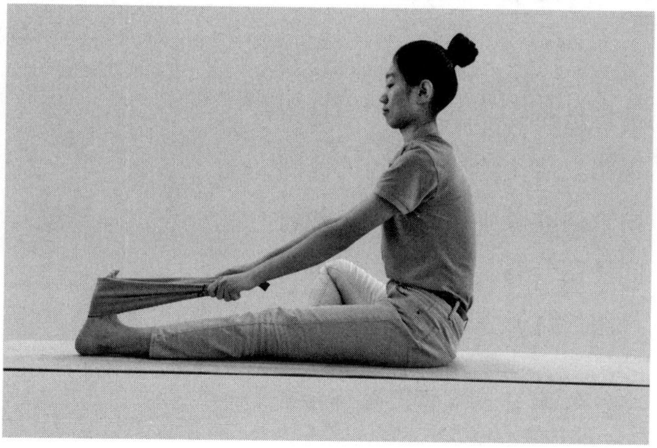

图7–1–1

（2）站立位跟腱牵拉练习：动作参见第六章第三节跟腱疼痛。

2. 俯卧下肢肌肉牵拉练习

患者双手双脚触地，双手分开稍比肩宽，头部向下，臀部向上抬起，双脚在地面上一脚宽的距离，重心后移足跟放松，脚尖指向前方不要外八或内八，双腿伸直，背部与上肢伸直，感受下肢后部牵拉（图7–1–2）。保持30～60秒，3次为一组。

此动作能够更加充分地牵拉跟腱、小腿及大腿后群肌肉，但是动作难度较大，应量力而为。

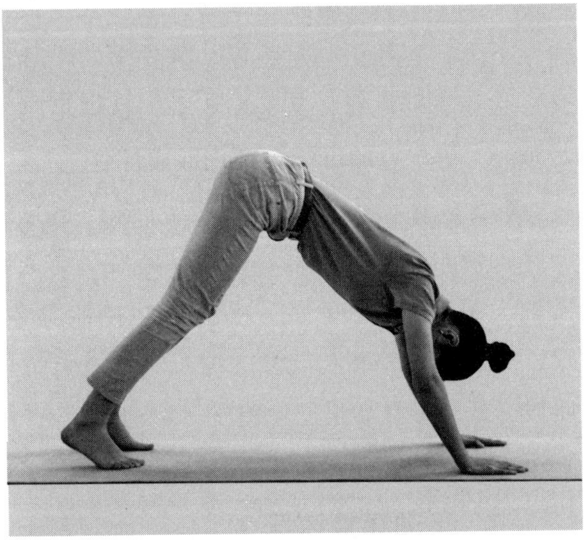

图7–1–2

3. 足跟负重行走练习

牵拉练习缓解疼痛后开始进行足跟负重行走，即用足跟走路。运动量要在可控的范围内，逐渐增加行走的距离和时间（图7–1–3）。15～30步为一组，每天练习3组。

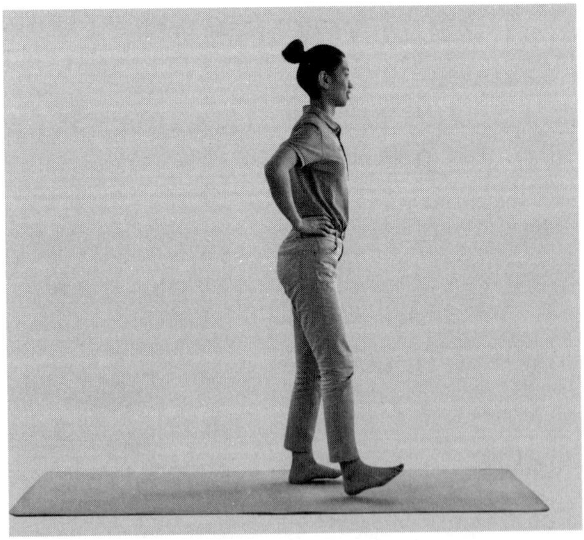

图7–1–3

4. 站立位双脚提踵练习

动作参见第六章第一节踝

关节扭伤。

四、运动康复效果

运动康复治疗中心在前两次的治疗中为陈先生进行了手法治疗，且通过理疗较快地为陈先生消除了足跟的炎症和肿胀。而后，进行了为期6周、每周2～3次的运动康复练习，使他的足跟下疼痛明显改善，特别是行走和站立时长的受限明显好转；足跟痛点的压痛也明显减轻。再加上换成有弹性较柔软的鞋，陈先生的日常生活和运动基本恢复正常，他还希望再巩固一周，使他以后能保证较长时间的跳舞运动。

第二节　扁平足

一、病例分析

【病例】刘先生，28岁，身高178厘米，体重103公斤，最近两个月站立或行走时间较长后，两脚足底酸胀发热，有扯着痛的感觉，休息后会有所好转，但在工作或走路过多时或劳累后又会出现上述症状，并且有时小腿外侧靠近脚的那一端会也感觉酸痛。他来到运动康复中心，找到运动康复治疗师，希望能得到解决的方法。

运动康复治疗师通过观察刘先生站立及走路时的姿势特征，发现他站立时两足尖向外呈外八字脚，脚的内侧缘接近地面，与地面间隙很小，足弓呈塌陷状，从后面看小腿向足跟外侧偏斜；用手按压足底内侧足弓最高点附近会有肿痛感；走路时呈外八字脚；当让患者踮脚尖站立时发现足弓会出现。

二、治疗师点评

足弓是由足的跗骨、跖骨以及足部关节、韧带、肌腱共同构成的凸向上方的弓形结构，具有缓冲减震、保持稳定性、产生推进力等作用。这些韧带虽然很坚韧，但缺乏主动收缩的能力，一旦负重过大或姿势不良，足弓便容易塌陷，形成扁平足。

运动康复治疗师认为，刘先生属于功能性平足，是可以通过后天纠正的假性平足。一方面，由于患者的体重过重、负荷过大，维持足弓的肌肉、韧带等过度受压导致足弓塌陷；另一方面，患者外八字的错误走路姿势，形成足旋前下的走路模式，使其重量压在足弓上，拉长了足底的软组织，从而出现足弓塌陷（图7-2-1），而足弓塌陷会使足弓部承受更多的力，足跟和足掌用力减少，引发疲劳和疼痛。扁平足甚至会引起跖筋膜炎、膝痛等并发症。

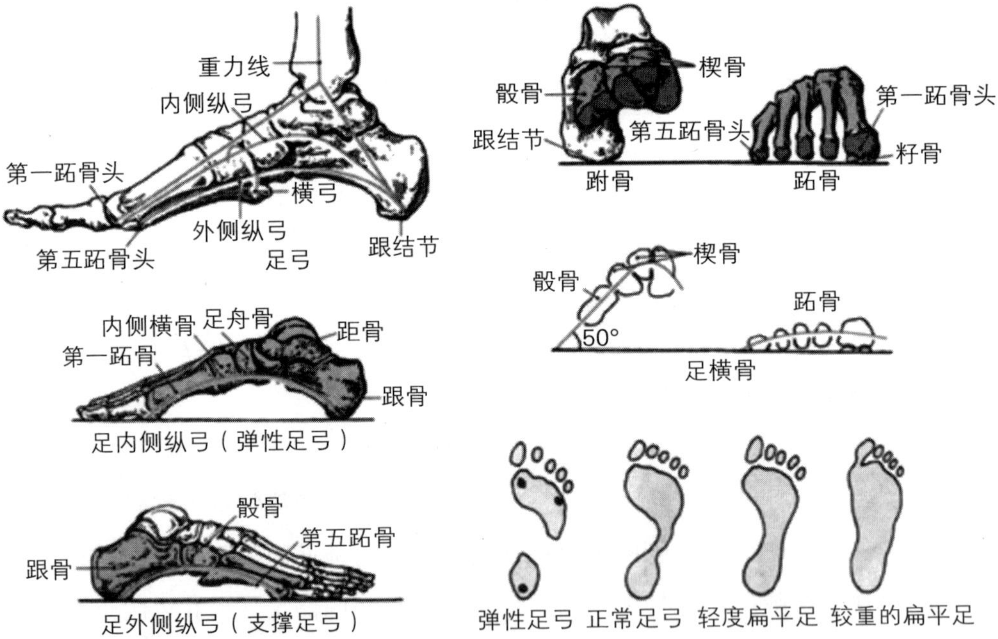

图7-2-1

因此，运动康复治疗师一方面嘱咐患者减重，另一方面还为刘先生制订了强化维持足弓肌肉的康复方案，重新建立正确的足部运动模式，强化正确的走路姿势，从而恢复其正常的足弓。

三、运动康复练习

1. 足趾抓毛巾练习

患者取站立位或坐位，在身体前面放一块毛巾于地板上，将脚掌放在毛巾上，尽可能地伸出脚趾，然后用脚趾将毛巾紧密抓起，保持2～3秒再缓慢放松（图7–2–2、图7–2–3）。10～20次为一组，练习至肌肉有酸胀感为宜，双侧交替。

可以在毛巾上放哑铃或水平的重物增加难度。

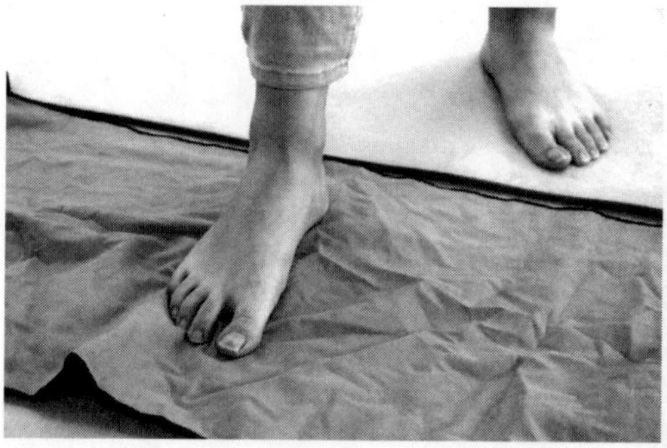

图7–2–2

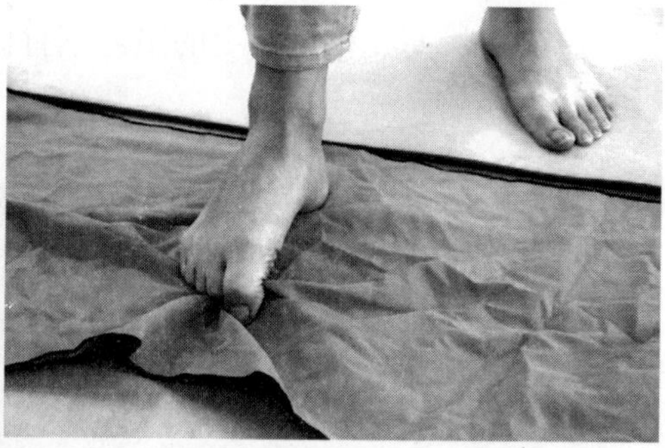

图7–2–3

2. 站立位双脚提踵练习

动作参见第六章第一节踝关节扭伤。

3. 足底感觉训练

赤脚练习，刺激足底感觉。患者站立时，面对镜子，足尖向前，使前脚掌和足跟共同支撑身体，随着重心前后左右偏移，感受足底承重变化。保持30～60秒，3次为一组。

4. 纠正步行足踝姿势

步行时，足部的正确滚动模式是足跟偏外侧先着地，经由中部外侧过渡到前脚掌，往大脚趾方向，最后通过大脚趾蹬离地面，这一过程由大脚趾承重和发力。如果能在沙坑或软垫上赤足行走更好。纠正步态需要长期反复练习，镜子和录像可以提供视觉反馈帮助更好地纠正动作。

5. 足内外翻行走练习

患者自然站立，首先两足弓起，踝关节内翻，足外缘着地行走，当感觉到疲劳后，放松站立休息，再继续足外翻行走。15～30步为一组，每天练习3组（图7–2–4）。

注意：踝关节有损伤史的患者不宜做此练习。

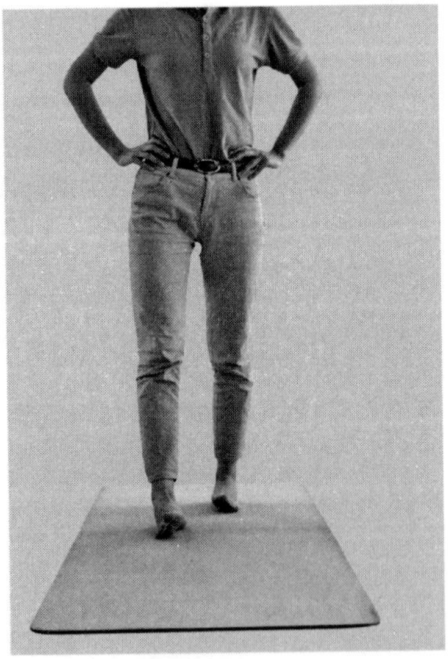

图7–2–4

6. 动态单脚站立练习

扁平足虽然足底与地面接触面积变大，但是支撑和平衡能力往往并不佳，因此还需要进行平衡练习。动作参见第六章第二节踝关节不稳。

四、运动康复效果

刘先生在运动康复师的监督和纠正下经过12周、每周2～3次运动康复练习，足弓塌陷得到明显的改善，特别是在双足负重的站立和行走过程中改善更加明显。此外，他走路时足部姿势也得到纠正（足尖向前），日常生活和运动过程中足部疼痛消失，足部功能得到了明显的提高。

第三节 拇外翻

一、病例分析

【病例】吕女士，46岁，长期喜欢穿高跟鞋，结果发现一旦穿平底鞋时无法适应，感觉跟腱被抻着，双脚大脚趾下方内侧突出发红，大脚趾向外偏斜成角，穿鞋头比较窄的鞋或长时间行走后大脚趾内侧出现疼痛肿胀，休息后减轻。她偶然看到朋友圈里有人发了相关文章，得知她需要到运动康复中心，找到运动康复治疗师寻求解决的方法。

运动康复治疗师询问情况后检查发现，吕女士的大脚趾内侧有轻度的压痛，足底第二、三脚趾下有老茧，足弓较低；被动内收大脚趾，可拉回到正常位置，但无法过度向内收；大脚趾主动展开向内收的幅度很小，屈伸的活动度也比其余四趾差。

二、治疗师点评

运动康复治疗师经检查发现吕女士是较典型的拇外翻。造成拇外翻的主要原因是由于长期穿较高跟的鞋子，或足部长期处于提踵姿势，大脚趾受到挤压诱发炎症、导致力线改变；尖头鞋限制拇趾的内收且摩擦拇趾内侧逐渐产生炎症和拇外翻；且由于穿高跟鞋，跟腱处于缩短的状态，会进一步导致拇外翻的形成。在多种因素共同影响下，拇外翻畸形会导致第一跖骨头代偿，加重扁平足畸形。因此拇外翻大多伴有扁平足，特别是横弓松弛后高度下降，压力集中于第二和第三跖骨头，在此部位容易产生胼胝即老茧。一般大脚趾向外偏斜15° 即为拇外翻畸形（图7–3–1），需要及时矫正。

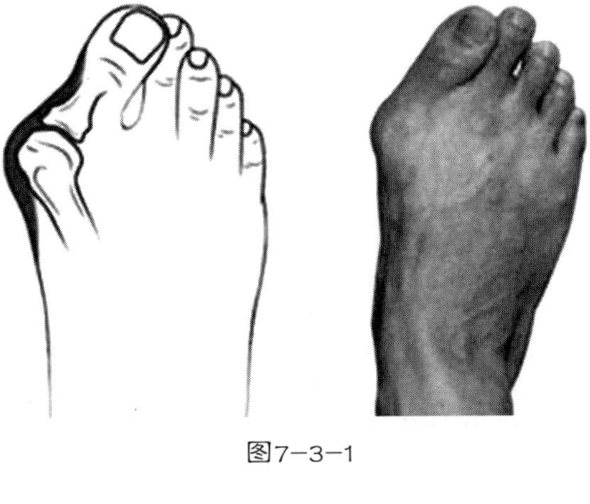

图7–3–1

吕女士患有双足拇外翻畸形，并导致其他功能受限；由于其大脚趾可以被动内收至中立位，因此有望矫正到中立位；康复的目标为缓解疼痛，矫正拇外翻使之恢复正常的关节结构，恢复日常功能。

三、运动康复练习

1. 选鞋

穿宽松的鞋，鞋的前部应较宽以合适足部宽度，不会挤压脚趾，减轻足部压力，鞋跟高度在3厘米以下。

2. 关节囊韧带和拇收肌牵伸练习

用橡皮筋或弹力带套住双侧拇趾相对分离牵拉，保持5秒，10～20次为一组，每天练习3组（图7–3–2）。

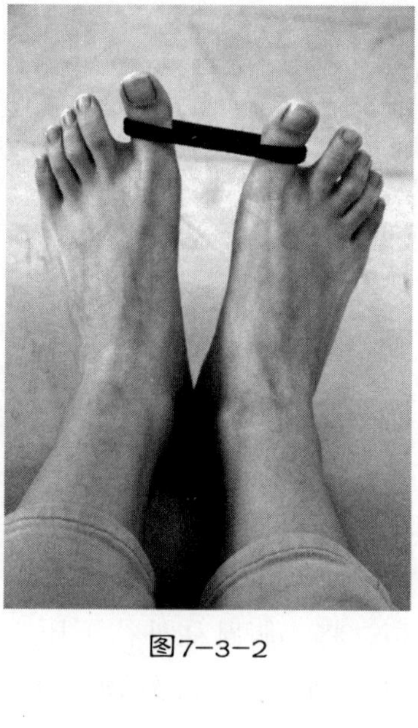

图7–3–2

3. 跟腱及小腿后群肌牵拉练习

动作参见本章第一节足跟痛。

4. 足趾关节活动度练习

对于大脚趾，重点是进行屈和伸的被动活动，可将足趾放在地面上进行踮脚尖和绷脚尖，保持5秒，10～20次为一组，每天练习3组，双侧交替（图7–3–3～图7–3–6）。

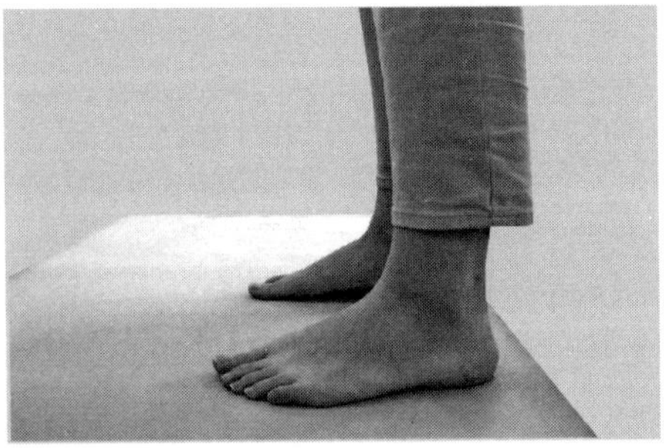

图7–3–3

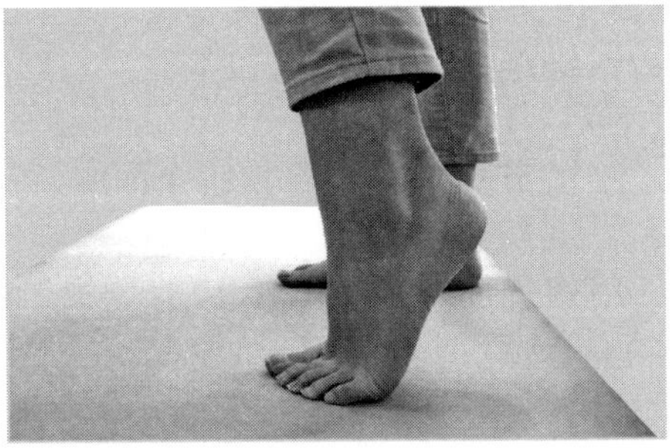

图7–3–4

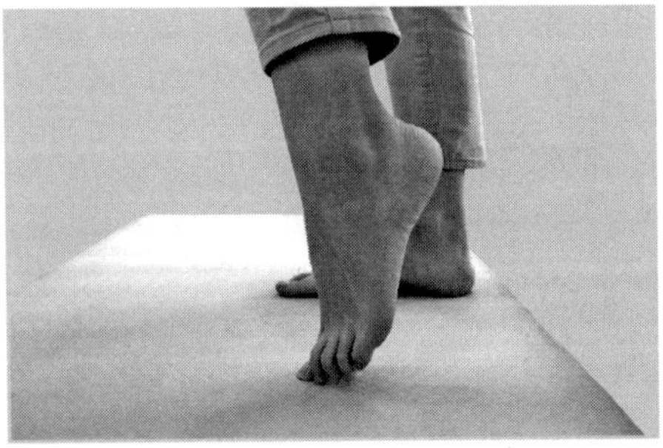

图7–3–5

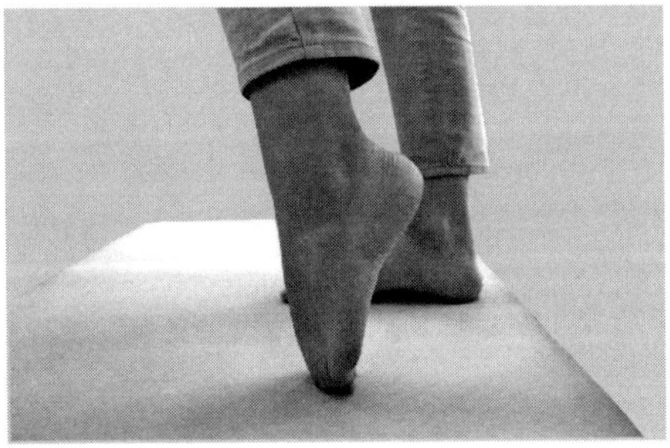

图7–3–6

5. 趾间关节活动度练习

把所有的脚趾往上抬高，将小脚趾往外往下压，缓慢地将大拇趾往下压向地面，保持5秒，10～20次为一组，每天练习3组，双侧交替。

6. 足趾肌力练习

做大拇趾和第二拇趾分离（拇外展）的动作，可以徒手施加阻力，10～20

次为一组，练习至肌肉有酸胀感为宜，双侧交替。

做拇趾向上抬起和向下踩踏的动作，可以徒手施加阻力，10～20次为一组，练习至肌肉有酸胀感为宜，双侧交替。

7. 冰敷

每天工作或运动结束后，对大脚趾进行冰敷，在冰袋里装入冰水混合物，冰敷10～15分钟即可。

四、运动康复效果

运动康复治疗师首先通过手法治疗和物理治疗帮助吕女士解决了大脚趾外侧滑囊炎的症状，并安排上述练习作为家庭作业。经过10周、每周2～3次在运动康复中心的练习后，吕女士拇外翻得到明显的改善，拇外展肌功能重新激活，日常生活和行走时疼痛消失，在提踵时疼痛明显改善，足弓也更加正常；特别是在足趾上抬过程中改善更加明显；此外，足趾的灵活性也有明显改善，足部功能得到了明显的提高。

第四节 足底筋膜炎

一、病例分析

【病例】王先生，31岁，爱好跑步、爬山和骑行等，5周前右足的足跟前方出现疼痛，但是没有加以重视。坚持几次运动后疼痛加重，尤其在早晨起床后下地行走时疼痛明显，稍微活动后疼痛减轻。休息一段时间后，站立的同时会出现疼痛；跑步时会因疼痛不敢着地，随即停止运动。痛苦的王先生找到了运动康复治疗师寻求帮助。

运动康复治疗师经询问了解到，王先生起初疼痛部位位于足跟的前方，疼痛随活动的日渐增多而加重，有时会向脚掌及外侧方向扩展到整个足底。外表看足部结构没有异常。前脚掌蹬地时疼痛明显，按压足底时感觉足底较硬、弹性小。足弓近跟部压痛，腿伸直状态下右脚勾脚尖的幅度较左脚小一些且右小腿后方牵拉酸胀感明显。王先生自述运动后没有牵拉放松的习惯。

二、治疗师点评

运动康复治疗师综合以上症状分析王先生应是患有足底筋膜炎。跖腱膜在后方附着于跟骨结节，向前分为五条，分别附着于各跖趾关节囊与屈肌腱鞘（图7-4-1）。跖腱膜作为足弓弓弦，有加强足弓的作用，又有保护足底肌肉、肌腱和跖趾关节的作用。

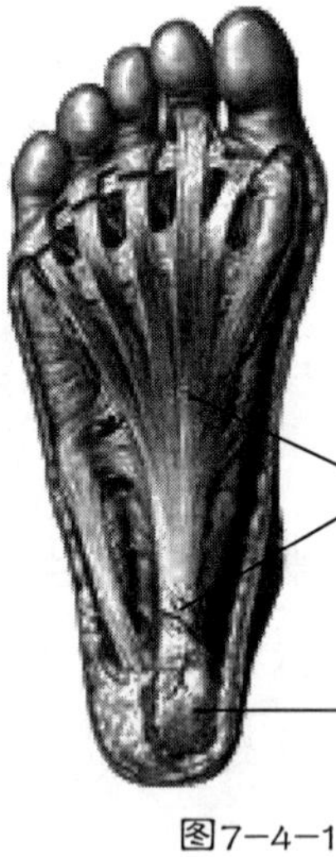

图7-4-1

跖腱膜有维持足底纵弓稳定性的作用，任何作用于纵弓的扭力均会在跖腱膜附着处产生最大的牵张。经常跑步和登山，反复持续的肌肉肌腱牵拉对跖腱膜的负荷较大，容易引起足底筋膜的慢性损伤；而运动后没有充分的放松，使足底筋膜的弹性减小，承重能力下降，从而产生无菌性炎症。而且，没有充分放松的小腿三头肌以及紧张的跟腱，使足底筋膜无法放松，形成劳损。

因此，运动康复治疗师为王先生制订的康复目标是缓解疼痛及炎症，纠正足部不良力线；改善足部活动，加强足底肌肉力量，以提供更好的支撑；恢复正常的体适能，预防复发。

三、运动康复练习

1. 高尔夫球或网球足底按摩

患者站立时脚下踩一个网球，将部分体重压上去保持静止，或将高尔夫球在足底（重点在足跟部）来回滚动，可以在痛点处多滚动，疼痛控制在可忍受的范围内（图7–4–2）。保持30～60秒，3次为一组。

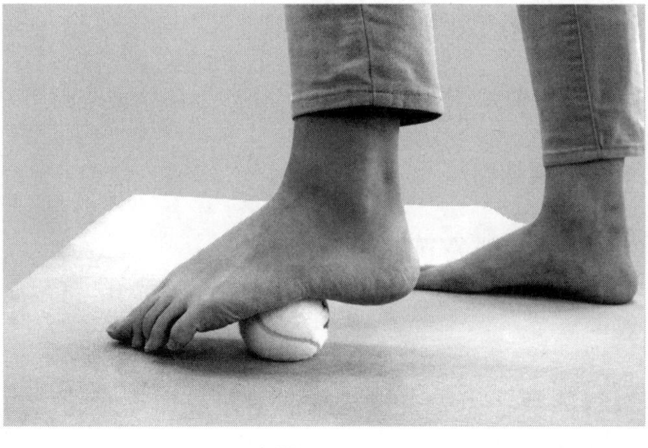

图7–4–2

2. 足底筋膜牵拉练习

患者坐在椅子上，把患侧足搭在健侧腿上，一手握住足趾，一手握住足跟，反向用力，牵拉到整个足底，保持30~60秒，3次为一组（图7-4-3）。可以在早起下地前进行牵拉，效果明显。

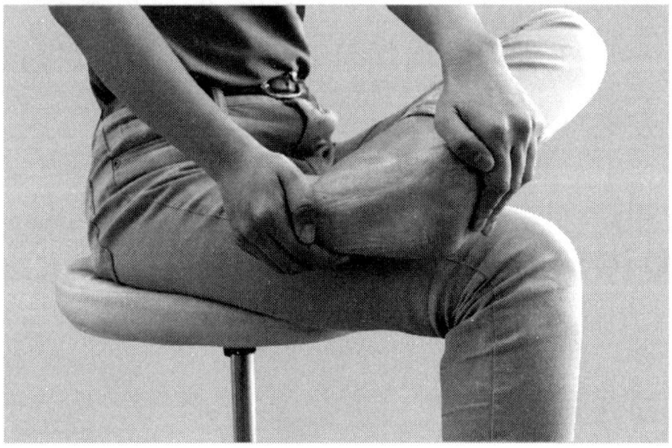

图7-4-3

3. 足趾抓毛巾练习

动作参见本章第二节扁平足。

4. 跟腱及小腿后群肌牵拉练习

动作参见本章第一节足跟痛。

5. 站立位双脚提踵练习

动作参见本章第一节踝关节扭伤。

6. 足底冰敷

可以适当进行冰敷，当患者感觉疼痛明显或加重时，可以往矿泉水瓶里灌入3/4的水，然后冷藏，练习后拿出，踩在脚下来回滚动，进行冰敷。保持

30～60秒，5次为一组。老年人若患有关节炎或怕凉的，可根据情况调整冰敷时间或不做冰敷。

四、运动康复效果

经过8周、每周2～3次在运动康复中心的练习，王先生的疼痛等症状有明显的减轻，特别是在日常生活、步行和晨起下地等时疼痛消失。此外，踝关节活动度明显改善，小腿弹性增加，按压足底筋膜也较顺畅、有弹性，足部功能得到了明显的提升。由于未来想继续进行跑步、爬山等运动，王先生希望再进行两周的康复练习，从而巩固治疗效果。

总结：

足跟痛和足底筋膜炎出现疼痛的部位相近，都在足跟部周围，因此在出现足底疼痛时要注意辨别，才能进行有针对性的康复。一般来说足跟痛的疼痛部位较表浅，站立时引起足跟下方直接的疼痛，按压疼痛部位时可能会有肿胀或发硬的感觉。而足底筋膜炎疼痛部位较深，通常在足跟前方偏内侧，在被动勾起脚趾时按压足底，疼痛会更明显。另外足底筋膜炎疼痛还有很独特的表现，首先是晨起下床最初几步时疼痛最重，但是行走几步后疼痛就会明显减轻；负重活动或大量活动后疼痛加重，休息后有明显缓解；还有就是当休息一段时间后起立再想行走时，又会产生疼痛。如果根据本章提到的内容无法判断，建议求助专业的医疗和康复机构进行损伤的评定。

注：本章各节康复练习动图，可通过扫描右侧二维码获得。

第八章　颈痛的运动康复

第一节　关节活动不良型颈痛

一、病例分析

【病例】张先生，40岁，会计，每天一上班就坐在电脑前工作，电脑桌的左侧是电脑，右边的空间用来写字，一般一坐就是一天，一整天下来就感觉头往右转的时候很酸痛。最近，张先生发现自己往右看都困难，转头的时候脖子就好像卡住一样，这段时间落枕的频率也增加了。这种状况已经严重影响到张先生的正常工作和生活，他贴膏药治疗了一段时间后有所缓解，但是头部活动状况改善不明显。最后张先生想到了运动康复中心，想通过运动康复治疗师的治疗来解决他的问题。

张先生来到运动康复中心，运动康复治疗师发现张先生的头明显偏向左侧，在与张先生的交谈中还了解到，他基本上一整天都是对着电脑，所以头一直是偏向左侧的方向，由于会计职业的特殊性，电脑上全是密密麻麻的数字，再加上张先生近视，所以头长期处于前伸的姿态（图8-1-1）。

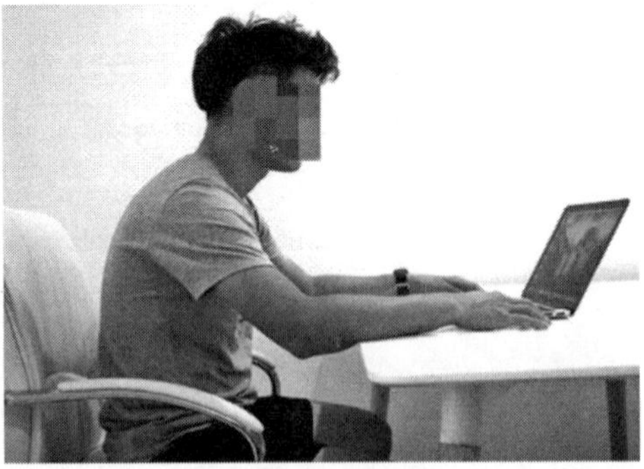

图8-1-1

运动康复治疗师在检查张先生的头部活动度时发现，他的头部向右旋转和侧屈都很困难，触诊时发现右侧的胸锁乳突肌紧张，左侧的颈部肌肉紧张、僵硬，张先生表示在按压的时候会有酸痛感。

二、治疗师点评

经过检查，运动康复治疗师认为张先生是关节活动不足型颈痛。由于长时间处于头部向一侧旋转的姿势，对侧的胸锁乳突肌和斜方肌及同侧的肩胛提肌长期处于紧张缩短的状态导致疲劳；而同侧的胸锁乳突肌和斜方肌，以及对侧的肩胛提肌长期处于过度拉长的状态导致肌肉力量减退。长期一侧偏头的僵硬姿势还影响到了关节的活动度，长此以往造成了张先生向右看困难和频繁落枕的后果。

综上所述，运动康复治疗师针对张先生的问题开出的运动处方就是恢复颈部活动度，放松紧张肌肉，锻炼疲软肌肉，纠正错误姿势。针对这种关节活动度不足的颈部疼痛，最重要的运动康复处理就是要恢复正常的关节活动度，通过主动运动恢复颈部的各个方向的运动幅度；牵拉长期紧张的肌肉，让这些肌肉恢复正常的肌肉长度；锻炼长期过度拉长的肌肉，增加这些肌肉的肌耐力。在生活和工作习惯上最首要的改变就是改变长期左侧转头的姿势，也就是让张先生把电脑搬到自己可以不用扭头正视的位置，同时还要加强正确用电脑的姿势教育，纠正错误的头前伸等不良坐姿。

三、运动康复练习

1. 肩胛提肌按摩

动作参见第一章第二节姿势不良型肩痛。

2. 颈椎活动范围练习

患者中立位，颈肩放松，双手自然下垂，颈椎缓慢向上拔伸后再慢慢侧屈以达到最大幅度，静力保持约5秒后返回中立位（图8–1–2、图8–1–3）；颈椎缓慢向上拔伸后再慢慢后仰以达到最大幅度，静力保持约5秒（图8–1–4、图8–1–5）。

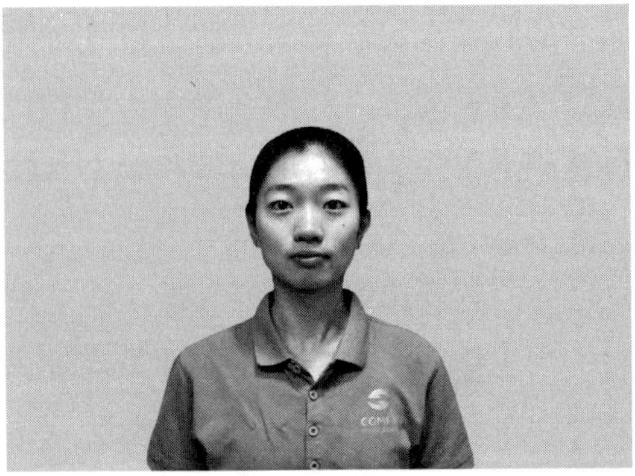

图8–1–2

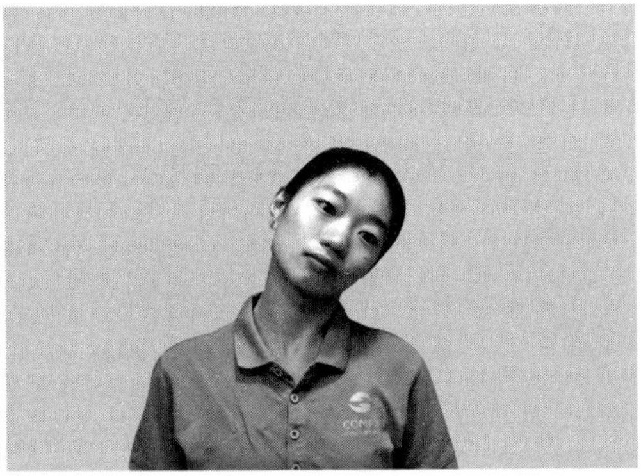

图8–1–3

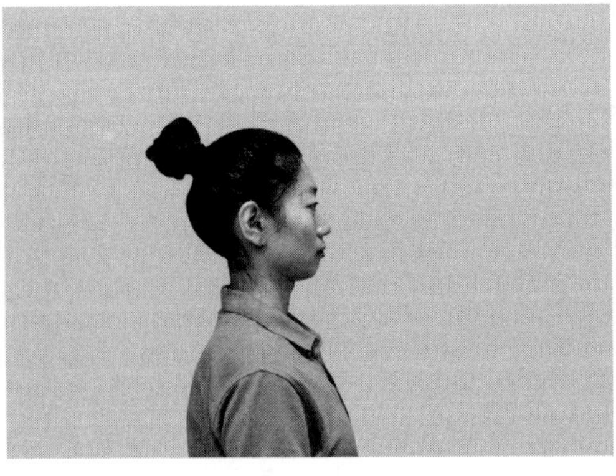

图8–1–4

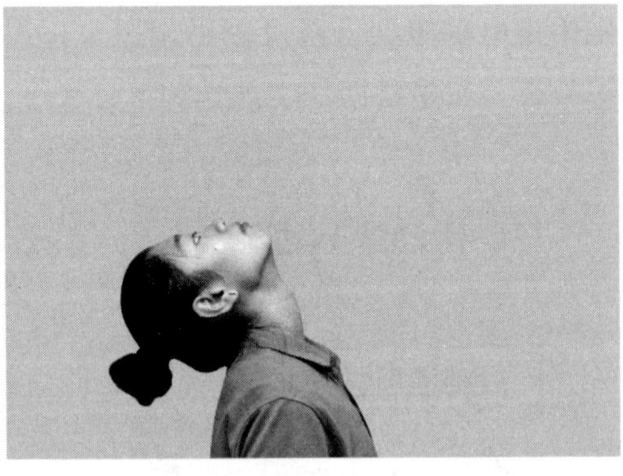

图8–1–5

患者中立位，颈肩放松，双手自然下垂，颈椎缓慢向上拔伸后头颈右旋，同时双眼向右后上方45° 眺望，达到最大幅度后再用力拔旋颈部并保持约5秒后还原，再向左侧重复同样的动作（图8-1-6）。

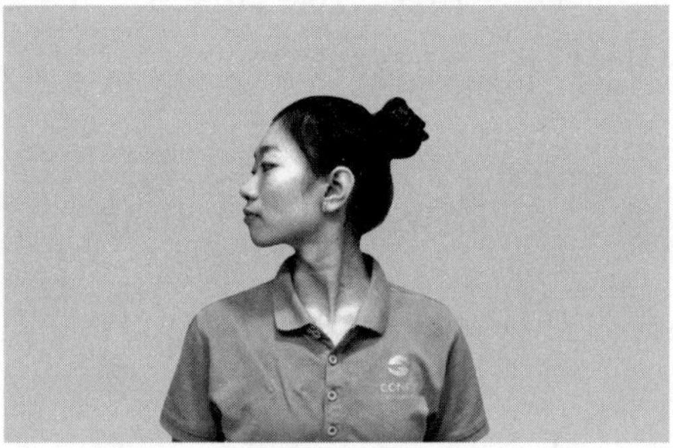

图8-1-6

患者中立位，颈肩放松，双手自然下垂，颈椎缓慢向上拔伸后头颈左旋，同时双眼视线须越过肩膀望向后下方对侧足后跟，达到最大幅度后再用力旋低颈部并保持约5秒后还原。右侧重复相同动作（图8-1-7）。

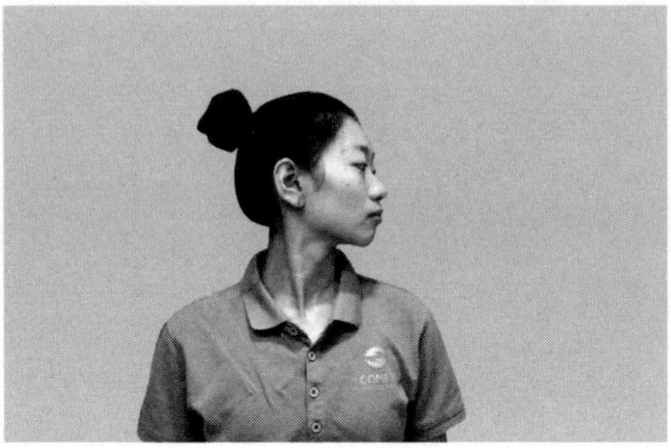

图8-1-7

每个动作做10～20次为一组，前后、左右侧交替练习，每天进行多组练习。

3. 等长收缩练习

坐位或站立位，放松颈部，通过手施加向前、向后、向左、向右的阻力，颈部保持中立位不动，保持5～10秒，10～20次为一组，前后、左右侧交替练习，每天进行多组练习（图8-1-8～图8-1-10）。

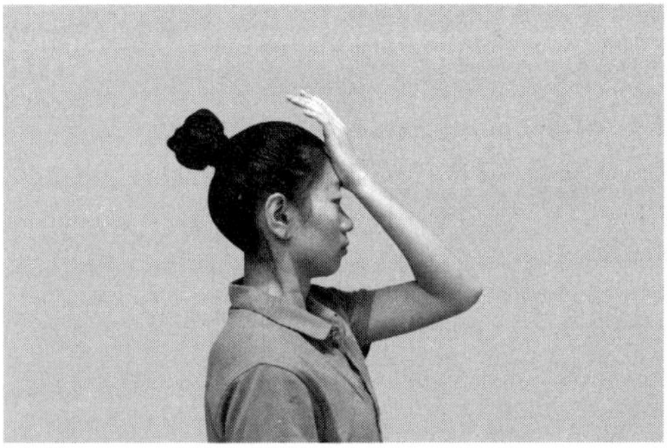

图8-1-8

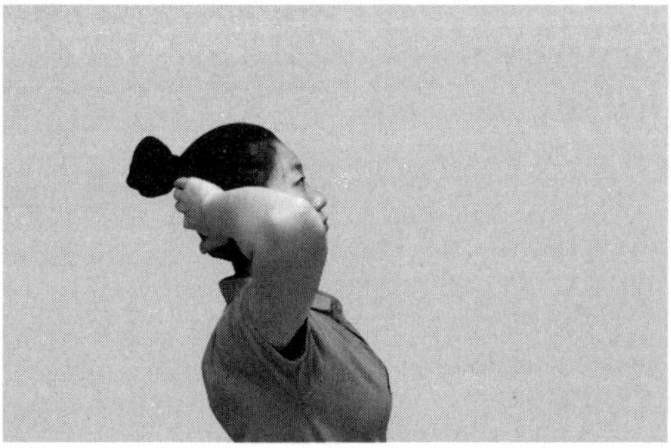

图8-1-9

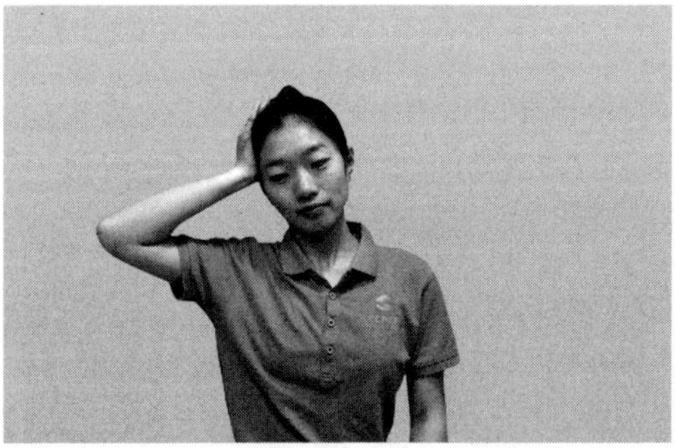

图8-1-10

4. 后缩下巴练习

患者站立位，目视前方，让头缓慢水平向后移动，注意不要低头，使下巴渐渐向胸部靠近，出现双下巴，直到感觉背部有肌肉牵拉感，保持10秒，10～20个为一组，每天练习3组（图8-1-11）。

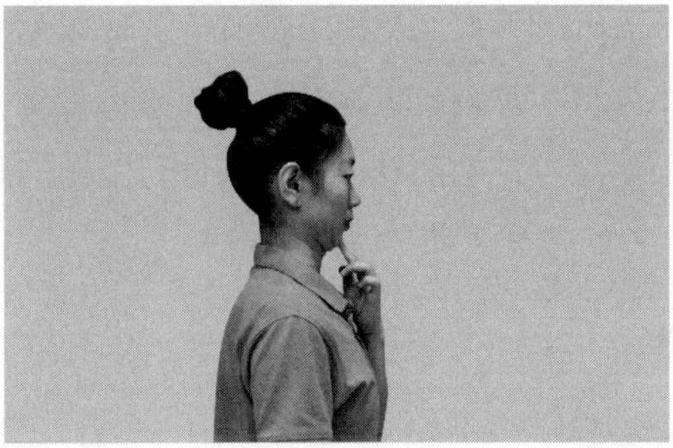

图8-1-11

5. 深层颈屈肌力量练习

患者双手握住橡皮带，从头后绕过。头部向后用力，与向前拉的力量作对抗。10～20个为一组，练习至肌肉有酸胀感为宜，保持节奏（图8-1-12、图8-1-13）。

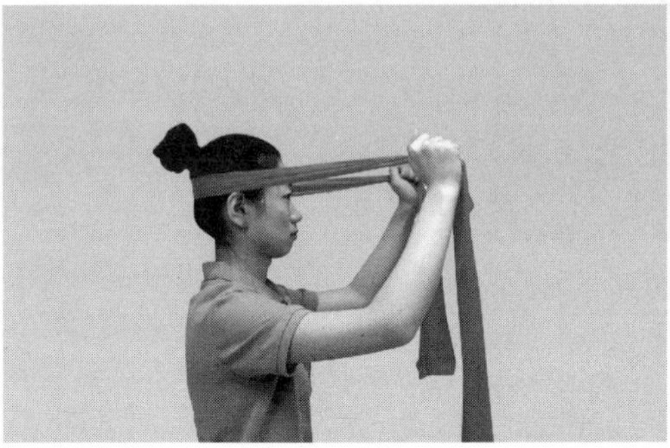

图8-1-12

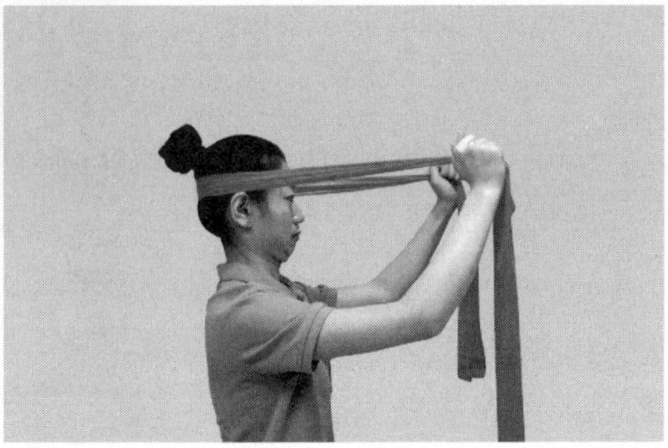

图8-1-13

注意：要握紧橡皮带，防止脱离，弹伤眼睛。

6. 推墙俯卧撑练习

动作参见第一章第一节翼状肩型肩痛。

7. 坐姿姿势改善

在日常生活中，无论是坐位还是站立位，应保持头部于中立位，背部伸展打开，收住下颌，不要将头部重量悬在颈部，而是将重量放在脊柱上。如有条件应改善工作环境，使之在正确的身体姿势下进行工作。同时每进行40～60分钟的工作就进行10分钟的站立活动。

8. 站姿姿势改善

这个动作需要患者头部、肩胛骨、臀部、脚后跟这4点都贴紧墙壁，直立站好。做这个动作时不能有疼痛出现，头部不能为了碰到墙壁而后仰，而是要收下颌使头后部去碰墙壁，保持1～3分钟，3次为一组，每天进行多组练习（图8-1-14）。

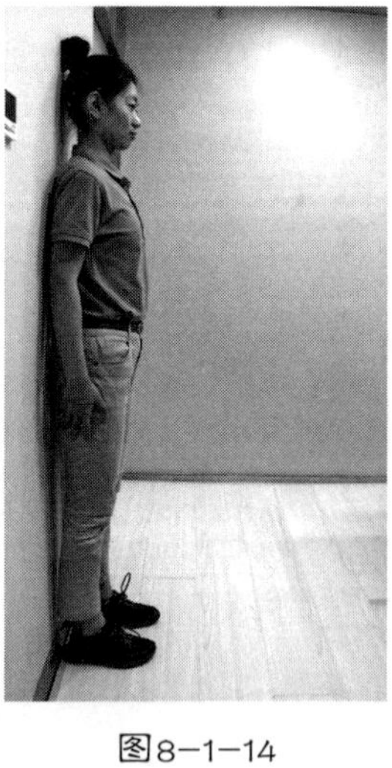

图8-1-14

四、运动康复效果

张先生在运动康复中心接受了2个月、每周2～3次的治疗，包括了运动康复治疗师的手法按摩、牵拉以及在指导下进行肌肉力量训练，正常姿态教育，他的含胸驼背颈前伸等问题得到改善。此外，颈椎的活动幅度明显改善，肩颈部的酸痛消失，生活和工作中的颈痛消失，自我感觉活动自如，更加轻松了。张先生表示，以后在健身房健身时要更加注重背部力量练习，并注意训练后的牵拉，养成良好的健身习惯。

第二节　颈背肌肉僵硬型颈痛

一、病例分析

【病例】王女士，30岁，上班族，长时间面对电脑工作，或长时间参加会议。前段时间，感觉肩部肌肉非常紧张，肩颈酸痛、僵硬，严重时甚至引起了头痛和手臂麻木，严重影响到了她的工作和生活。王女士一开始不知所措，便去按摩，但是症状并没有得到好转；后来她在网上搜索到运动康复可以解决此类问题，便来到了运动康复中心，找到运动康复治疗师，希望得到解决方法。

王女士来到运动康复中心，告诉运动康复治疗师自己在工作中会出现颈背部酸痛，特别是工作完之后感觉脖子僵住了，不能动。运动康复治疗师让王女士做低头、抬头、旋转、侧倾等几个颈部的动作，发现其运动的范围缩小，同时王女士说颈背部有被“撕扯”的感觉；触诊时发现，她的颈背部肌肉非常僵硬，按之有强烈的酸痛感，并有很多“条索”，尤其在肩胛骨的内上方和颈椎后方，紧张的肌肉甚至压迫颈椎之间的神经，造成头痛和手臂麻木。

二、治疗师点评

经过一系列的检查，运动康复治疗师认为王女士的颈痛是由于颈背部肌肉僵硬造成的。常见的颈背部肌肉有上斜方肌、胸锁乳突肌、肩胛提肌、斜角肌等（图8-2-1）。上斜方肌起于枕外粗隆和项韧带，止于锁骨外侧、其作用是耸肩、使头部向同侧侧屈等；胸锁乳突肌起于胸骨柄和锁骨胸骨端，止于颞骨乳突，它能够使颈椎前屈、向同侧侧屈和对侧旋转；肩胛提肌起于第一到第四颈椎横突，止于肩胛骨内侧角和内侧缘上部，作用是将头部侧屈、后伸。斜角肌

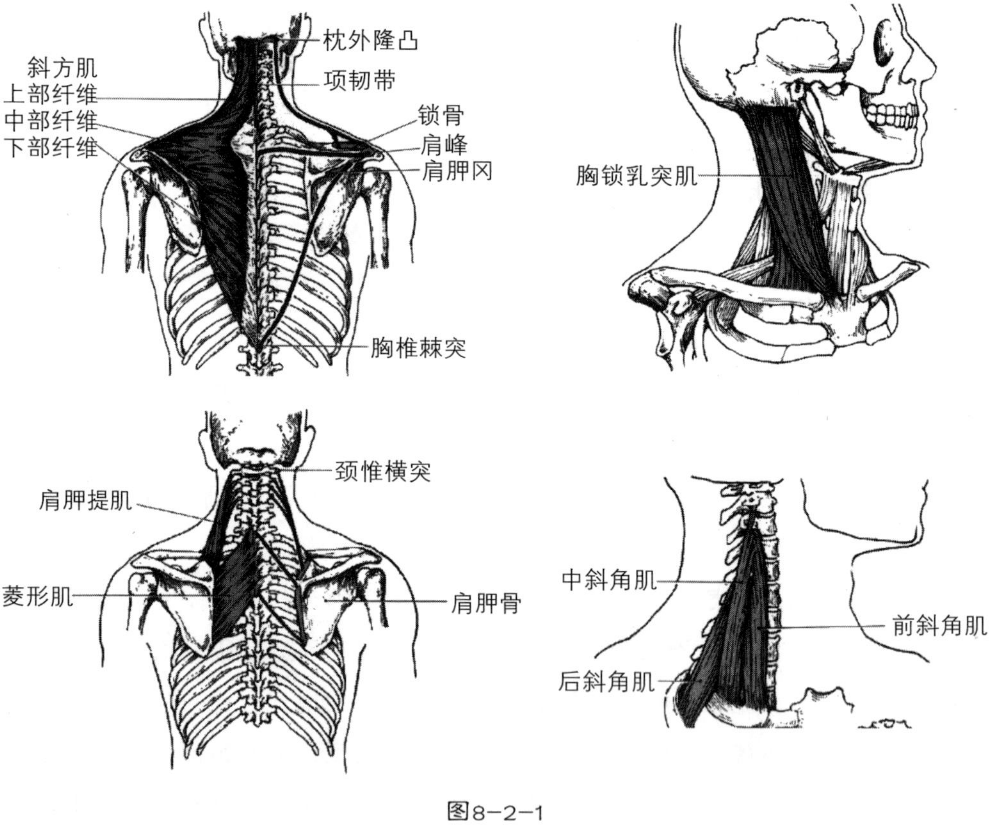

图8-2-1

有三条，起点位于颈椎的横突，止点在第一肋骨和第二肋骨，它们收缩能够使颈椎前屈。

由于王女士是办公室的上班族，长时间对着电脑工作，颈背部肌肉就会长时间保持在一个姿势不变的情况下处于收缩状态而放松不下来，特别是这些肌肉的起止点处，如肩胛骨内侧缘、颈椎侧方，会出现如“条索”般的肌肉紧张点，这些“条索”的肌张力和神经张力很高，按之会产生酸痛。另外紧张的肌肉压迫神经或导致间隙内压增高都会引起不同程度的疼痛甚至上肢过电、串麻等神经受压症状。

综上所述，运动康复治疗师认为，王女士目前最主要的问题是颈背部的肌肉紧张，处理王小姐的肩颈痛的重中之重是要将紧张的肌肉放松，同时也要注意改善颈部的灵活度，才能够缓解颈背疼痛和上肢麻木的症状。

三、运动康复练习

1. 肩胛提肌按摩

动作参见第一章第二节姿势不良型肩痛。

2. 胸椎的泡沫轴放松

首先用泡沫轴简单地来滚动背部。先放松胸椎周围的软组织，减少潜在肌肉的痉挛或因僵硬所造成的活动度受限问题。然后把泡沫轴作为支点，胸椎下半部稳定，而上半部滚动，10～20个为一组，每天练习3组（图8–2–2）。

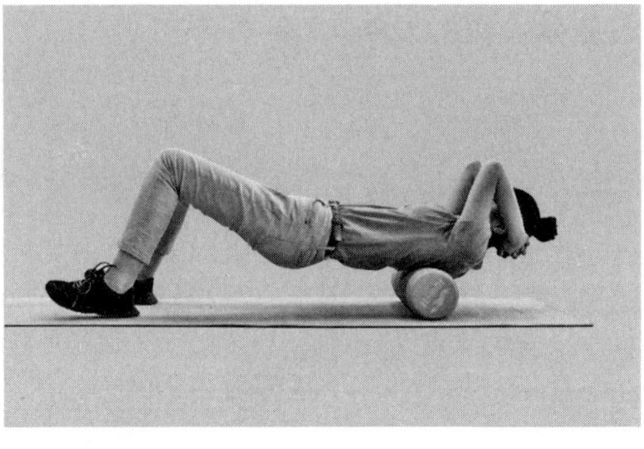

图8–2–2

3. 上斜方肌、肩胛提肌牵拉练习

动作参见第一章第一节翼状肩型肩痛。

4. 背阔肌牵拉练习

患者坐位，一手过头向后弯曲，另一个手从后方握住，身体向前向侧方倾斜和扭转，最大化地拉伸背阔肌，保持30～60秒，3次为一组，两侧交替（图8-2-3）。

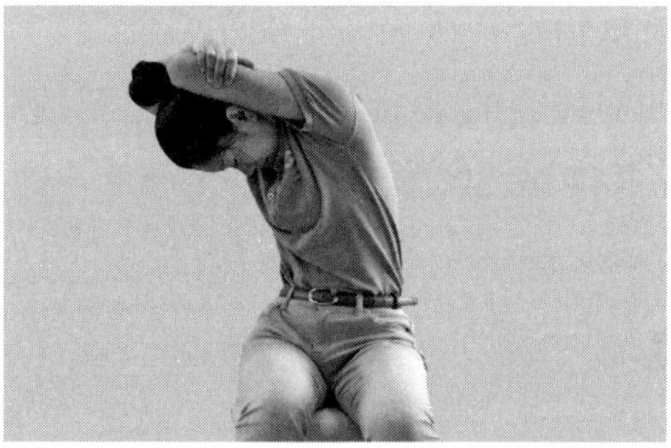

图8-2-3

5. 胸椎伸展练习

患者俯卧位，呼气上背伸展抬起，注意力集中在中上背部，而非下背部，吸气回落。两手臂向后方延伸，尽量夹紧大腿外侧，沉肩，腹部始终保持收紧（图8-2-4、图8-2-5）。

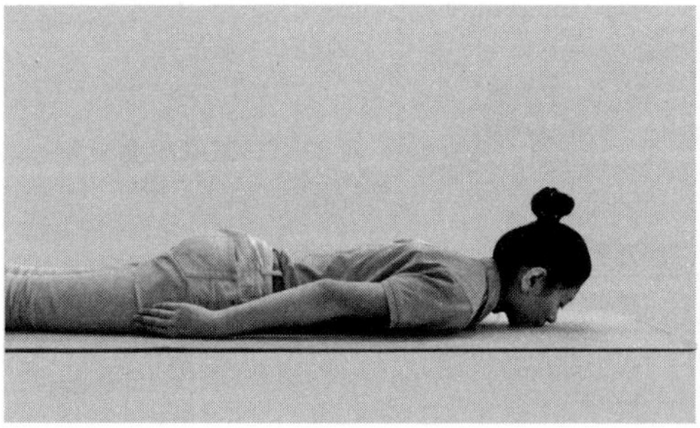

图8-2-4

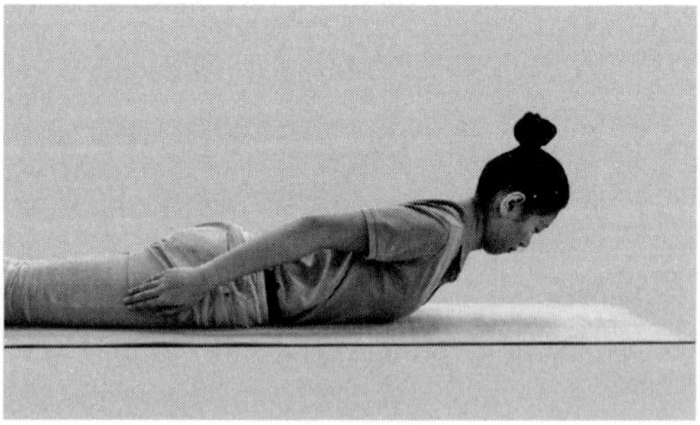

图8-2-5

6. 颈椎活动范围练习

动作参见本章第一节关节活动不良型颈痛。

四、运动康复效果

王女士在运动康复中心接受了每周2～3次的手法放松治疗和活动度训练，并在运动康复治疗师的指导下进行运动康复训练，完成根据上述练习制订的家庭作业。经过8周的训练，王女士颈背部肌肉僵硬酸痛得到明显的改善，颈椎活动幅度明显提升，那种熟悉的“撕扯感”也明显减小。进一步，王女士在日常生活中也注重姿势的调整和工作休息时间的自我保健，颈背疼痛感觉不再出现，感觉颈部如释负重。

第三节　神经根型颈痛

一、病例分析

【病例】李女士两个月前颈椎突发疼痛，主要症状为颈部痛、僵硬和颈部活动受限，犹如“落枕”，疼痛可放射至肩部或头枕部；一侧的上肢有疼痛和麻木感，没有肌力的异常。但是在发作的间歇期，会毫无症状。李女士非常担心，立即去医院做检查，经MRI检查确诊为颈椎间盘突出。李女士在医院接受牵引和按摩治疗后有缓解，但是一段时间后还会反复，为此，她来到了运动康复中心，找到运动康复治疗师，希望能得到解决的方法。

在运动康复中心，运动康复治疗师根据李女士所描述的症状以及医院的诊断，进行了神经根的特殊检查，发现在其头向后并侧屈向患侧时头顶加压会引起颈肩痛，疼痛向手部放射（即椎间孔挤压试验阳性），牵拉患侧上肢可引起疼痛（即根性牵拉试验阳性）。除此之外，运动康复治疗师还发现李女士头颈部常处于僵直位，活动受限，按压下颈椎棘突和肩胛部位有疼痛感。

二、治疗师点评

运动康复治疗师检查后认为李女士的问题是神经根型颈痛。神经根位于颈椎间盘两侧后方。椎间盘是人体各组织中最早也最易随年龄而发生退行性改变的组织。随着年龄的增长，髓核失去一部分水分和原有的弹性，致使椎间盘发生退变。而颈部频繁的伸屈活动加重了劳损。由于椎间盘周围肌肉萎缩、韧带退化导致颈椎不稳，颈椎不稳可造成椎间盘的突出，椎间盘髓核突出可引起神经根受压，产生相应神经根支配的上肢区域麻木、放电样的症状。

针对李女士的问题，运动康复治疗师认为可以进行肌肉放松缓解颈部周围肌肉僵硬的问题，通过颈椎牵引和神经松动术打开关节间隙，降低神经张力，促进神经的正常滑动；同时不能忘记要有针对性地进行颈部周围力量的练习，通过加强颈椎的稳定性，防止症状复发。

三、运动康复练习

1. 双掌挤颈练习

患者双手十指交叉抱在头颈后方，掌根发力，用双手掌挤压后颈部的左右侧，进行颈部肌肉放松，10～20个为一组，每天练习3组（图8-3-1）。

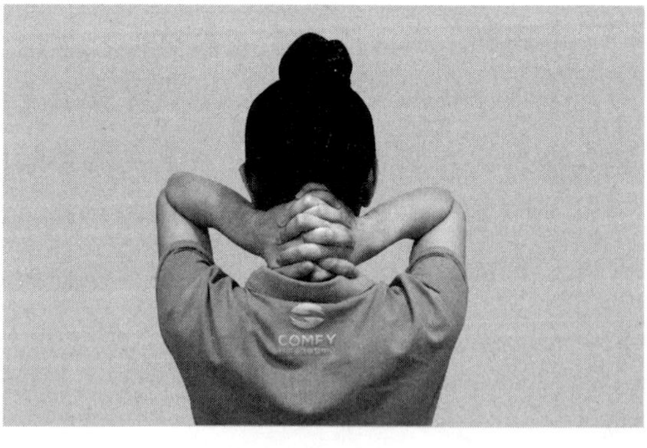

图8-3-1

2. 拔颈练习

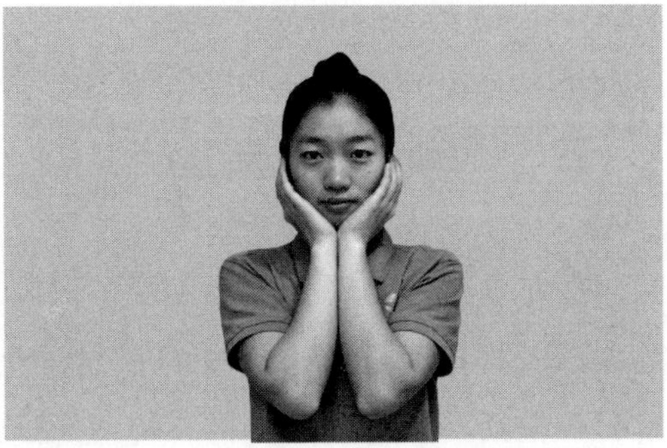
图8-3-2

患者收紧下颌，用双手掌托住下颌，轻轻向上托推颈部（图8-3-2），保持30～60秒，3次为一组。

3. 颈椎活动范围练习

动作参见本章第二节关节活动不良型颈痛。

4. 等长收缩练习

动作参见本章第二节关节活动不良型颈痛。

5. 深层颈屈肌力量练习

动作参见本章第二节关节活动不良型颈痛。

6. 颈部神经滑动练习

患者坐位或站立位，抬起患侧手臂呈肩外展，掌心向上，然后，做屈肘伸腕动作，同时头向健侧侧屈，如此来回连续做15～20次（图8-3-3、图8-3-4）。

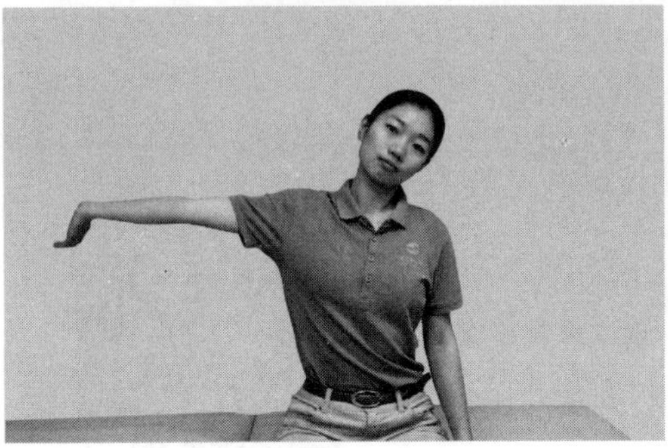
图8-3-3

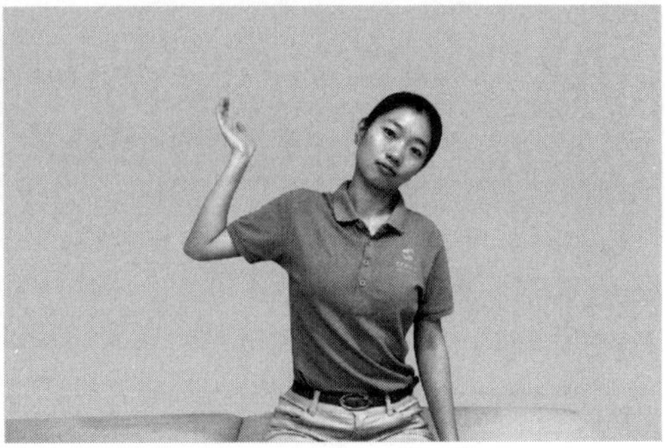
图8-3-4

四、运动康复效果

李女士在运动康复中心接受了每周2～3次的手法治疗、牵引和康复功能训练，以及根据上述练习制订的家庭作业。8周之后，李女士的颈部疼痛得到缓解，颈椎活动度得到了提升，神经压迫症状消失。李女士表示，现在每天还根据运动康复治疗师留的家庭作业进行颈椎稳定性的训练，并注意颈部肌肉的放松，症状没有再复发。

总结：

现代人生活中经常出现颈部疼痛，出现疼痛的原因有很多。越来越多的人从事着久坐的工作，还有一些人长时间低头玩手机，不难理解，这些行为都是导致颈部疼痛的罪魁祸首。但是除了姿势不良，也可能是肌肉僵硬引起，还可能是颈部肌肉、韧带、椎间盘退行性改变导致的疼痛。如果根据本章节提到的内容无法进行自我判断，建议求助专业的医疗和康复机构进行康复损伤的评定。

注：本章各节康复练习动图，可通过扫描右侧二维码获得。

第九章　上背部疼痛的运动康复

第一节　肌肉僵硬型背痛

一、病例分析

【病例】马先生是一名高级编程人员，每天大部分时间坐在桌前通过电脑办公，两个月前发现背部开始有些酸痛，他没有在意。但是过了两周，他发现自己的背部开始出现灼烧和针刺样的疼痛，甚至有时候会感到麻木和肩部刺痛，这让他非常紧张，于是他找到医生。经检查没有发现任何神经学上的问题，于是医生建议马先生回家休养。他一周三次去找脊柱按摩师进行治疗，但每次返回工作后，相似的疼痛都会再度产生。他一天进行好几次背部的牵拉，同时穿着矫正鞋垫，睡觉时垫着热敷片，但疼痛并没有明显改变。经朋友介绍，马先生了解到运动康复是解决此类问题更有针对性的疗法，他来到运动康复中心，找到运动康复治疗师，希望得到解决的方法。

马先生来到运动康复治疗区，运动康复治疗师通过观察发现：他在站立和坐位时，背部向前弯的幅度很大（图9–1–1）；而且当运动康复治疗师让他挺胸坐正时，坐了一会儿后他就感觉肩胛骨后侧肌肉酸痛，觉得很难保持坐正的姿势，同时会感到胸部两侧有肌肉牵拉感。询问后发现，马先生每天的工作都是在背部前弯的姿态下进行的，每次持续工作时间都超过3小时，同时不适感随着坐的时间增加而加重。

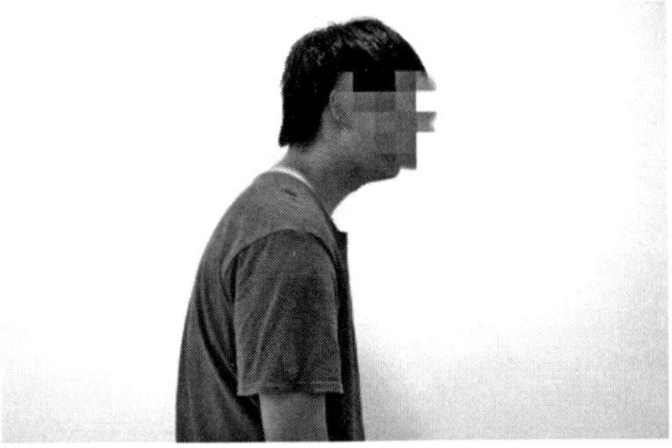

图9–1–1

二、治疗师点评

颈椎和胸椎正常情况下应具有屈伸、侧屈、旋转的活动范围，帮助人们完成生活中不同方向的活动，周围肌肉的良好张力能够帮助颈背部处在稳定状态，并且能够良好地完成颈背部的活动。而长期保持不良姿势，关节就会变得僵硬，周围肌肉和其他软组织开始变得紧张，正常的屈伸、侧屈、旋转活动均会开始受限，并引起持续不适。

马先生坐位时，一直弓着背，瘫在椅子里。此外，他的头部和背部弯曲并向前伸，长时间保持这些动作会施加额外的重量在背部肌肉和关节上，大大增加所受负荷。当长时间往前下垂着头时，背部肌肉如肩胛提肌和上斜方肌会被过度牵拉，导致肌肉长度增加并变得脆弱。拉长的肌肉会拧成“结”或痉挛，试图保护它自己，导致其化学结构产生改变。同时这些肌肉的紧张也可能压迫到周围神经，引起背部麻木或其他感觉异常。上斜方肌在项部和背上部皮下，一侧成三角形，两侧组合成斜方形；肩胛提肌位于胸锁乳突肌和斜方肌深面（图9-1-2）。这些肌肉的紧张，也会造成胸椎的活动度降低，胸椎活动度不足进一步造成肌肉的紧张，椎间盘压力增大，从而引起颈部与上背部肌肉僵硬和酸痛。

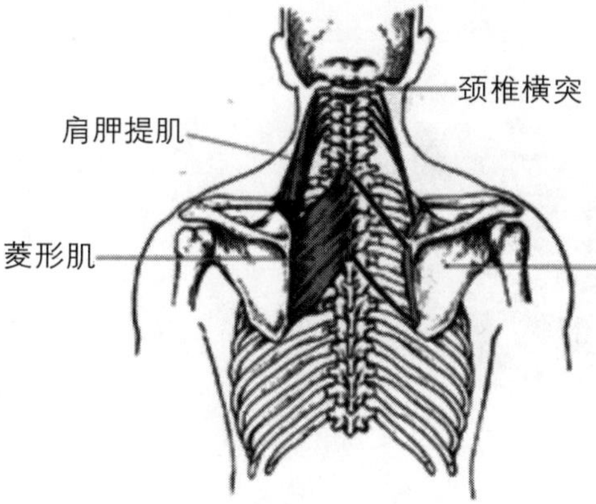

肩胛提肌及其起止点

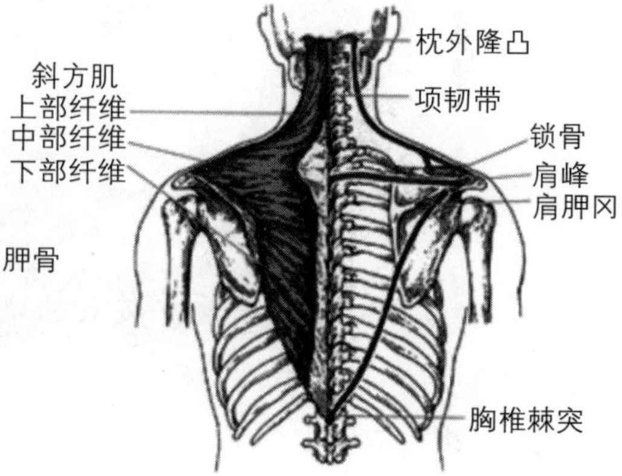

斜方肌及其起止点

图9-1-2

综上，运动康复治疗师认为，这样的不良姿势和习惯，导致了马先生产生了活动减少—疼痛—僵硬—进一步活动减少的恶性循环，久而久之对颈背部肌肉和椎间盘产生了极大的损害。所以康复的重点应该是放松僵硬的肌肉，重新恢复关节的活动，并改善不良的生活和工作习惯，增加主动的体力活动。下面给出几个动作方案，帮助他康复。

三、运动康复练习

1. 仰卧背部压网球放松

患者仰卧位，双腿屈曲踩于地面，置一网球于背部肌肉紧张处，用背部压住网球，感觉到酸胀感，保持30秒到1分钟，每天练习2～3组（图9-1-3）。

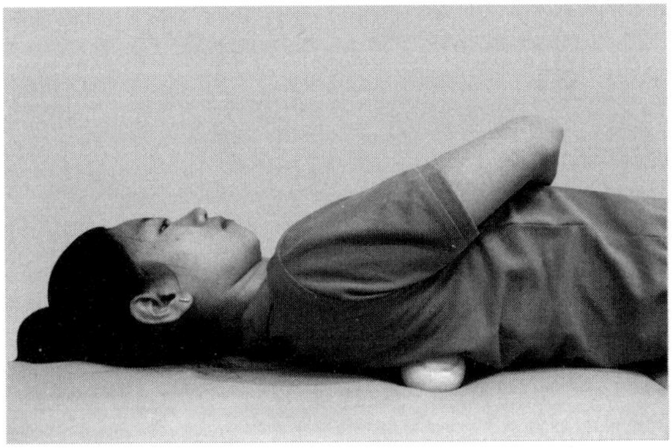

图9-1-3

注意：练习过程中可配合双脚蹬地和手撑地来调整上身的位置，以控制球在背部放松区域的变化。颈部可以适当放松，不要屈曲颈部引起身体的紧张，寻找背部不同的紧张点进行放松。

随着肌肉逐渐放松，患者可以尝试将网球换为棒球或高尔夫球进行放松。

2. 胸肌牵拉练习

动作参见第一章第一节翼状肩型肩痛。

3. 上斜方肌牵拉练习

动作见第一章第一节翼状肩型肩痛。

4. 肩胛提肌牵拉练习

动作参见第一章第一节翼状肩型肩痛。

5. 四点跪位颈深屈肌控制练习

患者采用四点跪位，手臂与膝盖均与地面垂直，收住下颌，保持头、颈、背部呈一条直线，保持1～2分钟，每天练习2～3组（图9-1-4）。

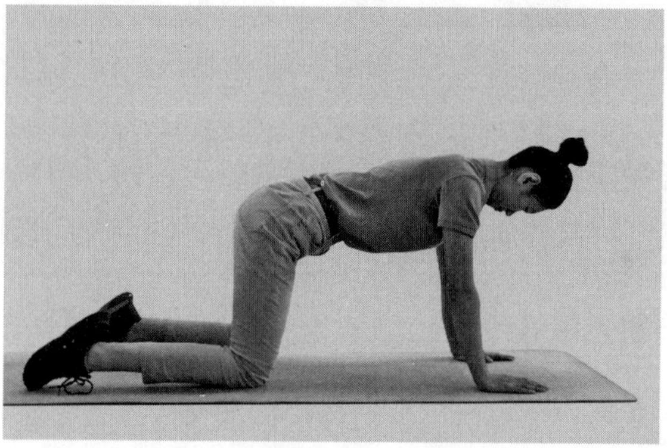

图9-1-4

注意：练习时下颌不要收的过多。如果不能保持头部位置，就休息后再进行练习。

随着力量的增强，患者可以在保持上述姿势下，反复进行头部的旋转，或反复将单侧手臂抬起再放下。

6. 肩胛骨后缩练习

患者坐位或站立位，肩胛骨后缩，向后侧中间夹，感觉背部肩胛骨内侧肌肉发力，保持5秒后放松，反复练习15～20个为一组（图9-1-5）。

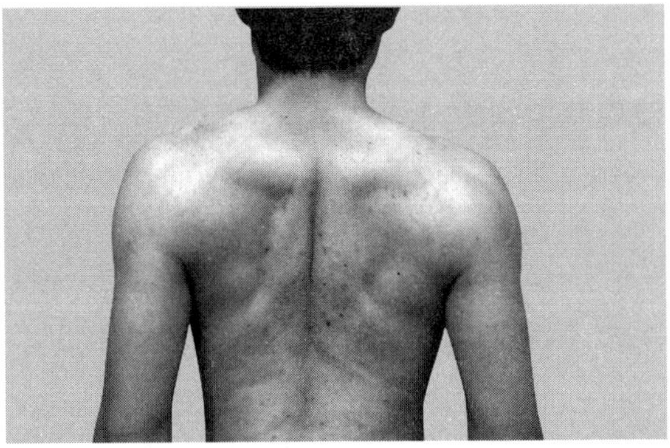

图9-1-5

注意：练习时仅控制肩胛骨往后，手臂放松不使劲，不要耸肩。
随着力量增强，可保持肩胛骨在该位置下，进行手臂的活动。

7. 俯卧下斜方肌力量练习

动作参见第一章第一节翼状肩型肩痛中的俯卧 Y/W/T字练习中的Y字练习。

8. 坐姿姿势改善

具体参见第八章第一节关节活动不良型颈痛。

四、运动康复效果

马先生在运动康复中心经过每周2～3次的物理治疗和手法治疗，在运动康复治疗师的指导下进行康复练习和正常姿态的训练，并根据上述练习坚持完成家庭作业。8周之后，马先生的肌肉僵硬和疼痛得到解除，能持续保持良好的姿势进行编程工作，并积极在一定时间的工作后起来进行适当的活动。同时马先生也告诉治疗师，他最近开始尝试将羽毛球作为一项业余爱好，感觉颈背部整体功能得到了明显的提高。

第二节　关节活动不良型背痛

一、病例分析

【病例】谢女士从事建筑设计30余年，今年满65岁，已经退休。她的爱好是打麻将、养鸟，但没有运动的习惯。据她陈述，每天早上起床时，她都会感到背部特别的僵硬，同时伴随疼痛，只要活动活动脖子，伸伸懒腰，疼痛就会减轻，但是到了晚上在家里坐着看会儿电视后，疼痛又比白天加重；有时候她也会和朋友们一块打麻将，但每次打了几个小时麻将后，都会感觉背部僵硬。她一周进行三次按摩，按摩后即刻很舒适，但第二天又感觉和之前一样。热敷后也有一定改善，但效果在几小时后就消失。据谢女士回忆，这些症状自她两年前一次突然扭伤颈背部后就一直存在。为此，谢女士去进行过颈背部的核磁共振检查，报告显示她有胸椎和颈椎的骨性关节炎。

在医生的建议下，谢女士来到运动康复中心，找到运动康复治疗师。运动康复治疗师发现，在进行问诊的时候，谢女士上身一直转转扭扭，说这样会让她舒服点。另外从观察中可以发现，她习惯走路时含着胸，隔走一会儿如果不活动颈背部的话就会感觉背部不舒服。即便运动康复治疗师让谢女士尽量站直，从外观上看她的背弓还是很大（图9–2–1）。

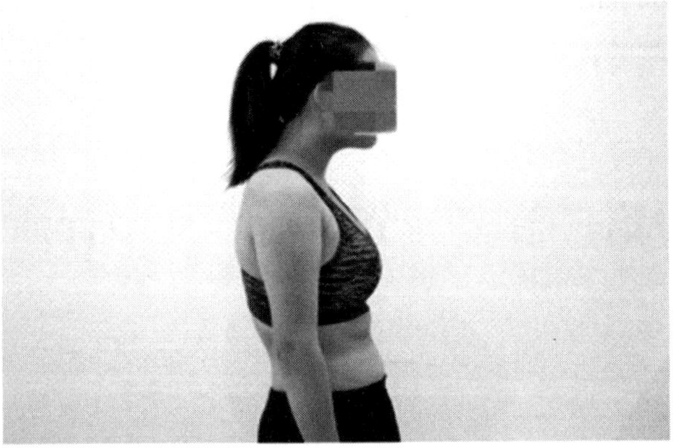

图9–2–1

二、治疗师点评

颈背部每一节脊柱节段都会产生相应的活动，使得颈背部整体产生屈伸、侧屈、旋转运动。当不同原因导致椎体活动受限时，机体就会保护性地减少活动范围以避免疼痛。颈背部运动模式发生改变，使部分关节活动变得僵硬，如关节突关节活动受限，临近节段关节就会以增加活动来代偿这些缺失的关节活动，进而导致节段性的关节活动异常。两个相邻椎骨上下关节突的相应关节面构成关节突关节，属于平面关节，活动微小，但脊柱的所有关节突关节的整体活动幅度很大，关节突关节在功（机）能上相互组成联合关节。

谢女士无论站着还是坐着，她的背弓都很大。同时结合谢女士的扭伤史和骨性关节炎病史，她存在关节活动不良的情况，导致胸椎的关节受到较大的压力，同时由于关节的压力，周围软组织也变得更为僵硬。谢女士白天起床时疼痛会加重，活动后减轻，可能是由于休息一段时间后，关节炎导致炎症液体的渗出，从而在再次活动时感到僵硬和疼痛。

综上，分析谢女士出现这些症状的原因，运动康复治疗师认为，关节活动的丧失是导致背部僵硬和疼痛的主要原因。一方面，需要恢复正常的关节活动，减轻僵硬和疼痛，让关节能够在应有范围内正常活动；另一方面，需要使患者能够适应新的范围内的主动活动，并对正确的姿势进行再教育。

三、运动康复练习

大部分的骨关节炎是无需手术来进行治疗和缓解的。通过一些关节活动的练习和加强动作控制及力量的训练，并改善生活方式，就能对减轻并消除疼痛起到很好的效果。

1. 坐位胸椎旋转练习

患者坐位，双手环抱肩，缓慢向左旋转上半身至最大，然后缓慢返回，并向右旋转上半身至最大，反复练习，10 ~ 12次为一组，每天练习2 ~ 3组（图9-2-2、图9-2-3）。

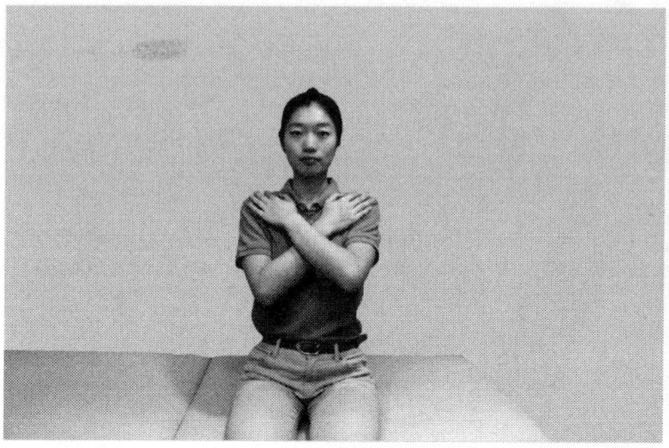

图9-2-2

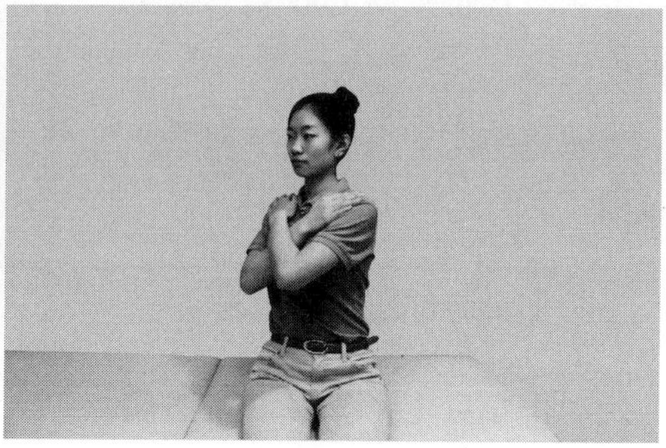

图9-2-3

注意：控制腰部随背部的转动。

随活动度的增加，逐渐增加活动范围。

2. 坐位自我松动颈部旋转练习

患者坐位，取一毛巾绕过紧张的椎体节段，一手在上一手在下交叉抓握，上方手引导带动颈部向该侧旋转，下方手固定毛巾，反复练习，10～15次为一组，每天练习4～5组（图9–2–4）。

注意：练习时，下方手拽毛巾不要勒到气管。

随疼痛的减轻，逐渐增加活动范围。

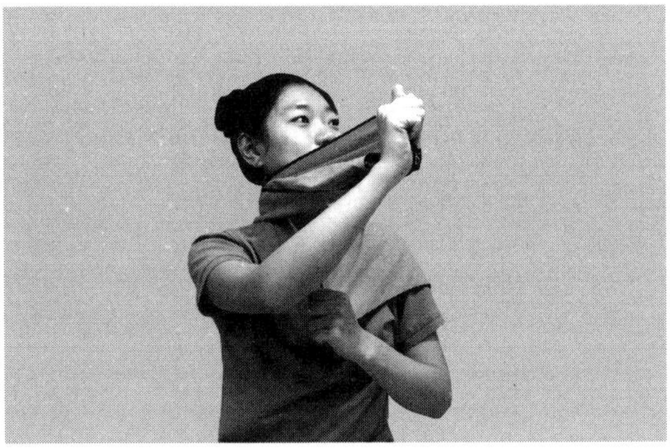

图9–2–4

3. 坐位胸椎伸展练习

患者坐位，双手抱于头后，慢慢伸展上身至最大，然后缓慢返回，注意感觉到背部的伸展，而不要过多用颈部伸展，反复进行10～12次为一组，每天练习2～3组（图9–2–5）。

注意：练习时收住下颌，避免上颈段代偿；核心收紧，避免腰椎代偿。

随活动度的增加，增加活动范围。

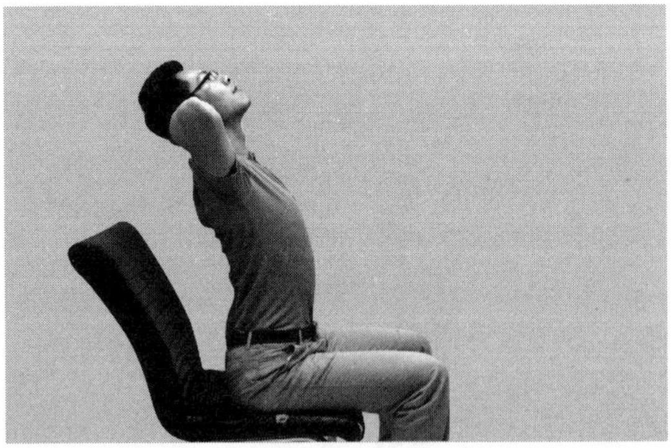

图9–2–5

4. 仰卧背部压网球放松

动作参见本章第一节肌肉僵硬型背痛。

5. 仰卧背部牵拉练习

患者仰卧位，双手抱双膝靠近胸部，同时缓慢屈曲颈部，直到感觉背部有肌肉牵拉感即停止，每组保持30秒至1分钟，每天练习2～3组（图9–2–6）。

随活动度增加，增加活动范围。

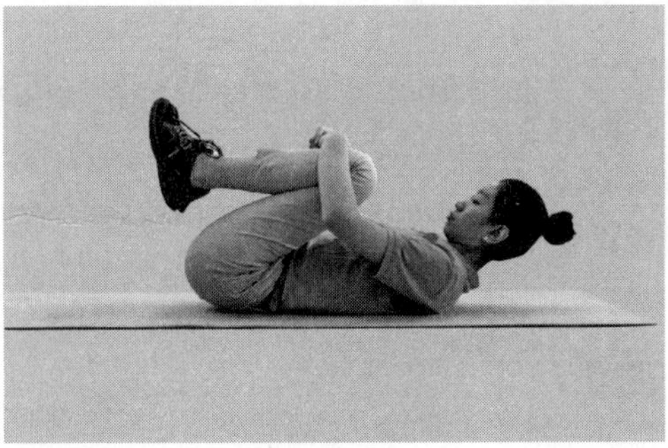

图9–2–6

6. 四点跪位胸椎活动控制练习

患者四点跪位，一手撑地，另一手抱头，手肘平行于地面，缓慢将上身向后方旋转，至最大程度后返回，每侧反复练习，8～12次为一组，每天练习2～3组（图9–2–7、图9–2–8）。

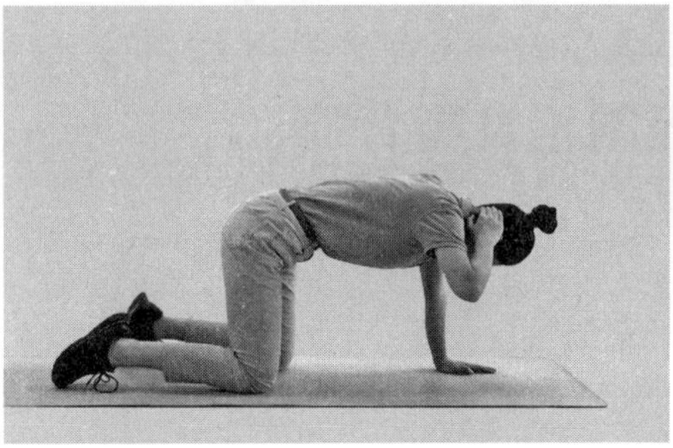

图9–2–7

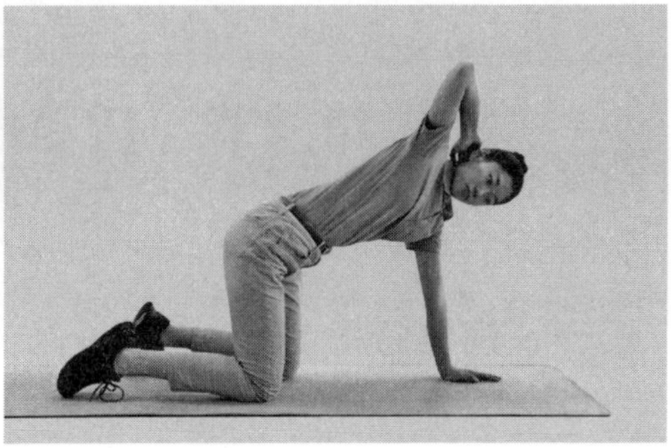

图9–2–8

注意：避免腰椎和颈椎代偿。

随活动度增加，增加活动范围。

7. 俯卧下斜方肌力量练习

动作参见第一章第一节翼状肩型肩痛中的俯卧 Y/W/T字练习。

8. 生活习惯改善

一方面，减少过度的负重，如长期背着较重的包，这样能够减轻对脊柱过度的压力，减少疼痛；另一方面，戒烟或减少吸烟量，控制体重，这些在临床中发现也能够显著减轻骨关节炎引起的背痛。

四、运动康复效果

谢女士经过每周2～3次在运动康复中心的物理治疗和手法治疗，以及相应的功能性力量训练，8周之后，谢女士背部疼痛在日常生活和工作中完全消失，同时起床时也没有任何的不适，受限的关节活动得到解除，并能在新的活动范围内较好地控制颈背部的活动。谢女士也努力改变驼背的不良姿势，外观上便能看到很大的改善，同时她也感觉走路时颈背部压力小了很多。在治疗师的建议下，她尝试戒烟，并表示自己比之前精神许多。

第三节　活动控制不良型背痛

一、病例分析

【**病例**】王先生是一名公司项目经理，今年刚满30岁。他的工作主要是长期进行项目规划和业务商谈，但每周都会抽空打一次篮球。王先生平时习惯蜷身坐着进行书面和电脑工作，让颈背部都靠在椅子上。此外，无论是站立、端坐或反复活动颈背部，他的背部始终处于疼痛和不适状态。他有空便会请按摩师进行颈背部的按摩，每次按摩后症状均有一定减轻，但在工作一会儿后疼痛就再度出现。

王先生在网上搜索相关资料，觉得运动康复对于他的问题可能有帮助，因此他来到运动康复中心，找到运动康复治疗师，运动康复治疗师发现王先生走路时颈部晃动很明显。而当运动康复治疗师让王先生转头往侧面看时，颈部会有上下的晃动，无法沿着水平面进行。同时在过程中会出现疼痛。当运动康复治疗师帮助王先生把头放在一个稳定的位置分别进行被动的颈部活动，以及让王先生主动地转头时，他表示不感觉有疼痛。经询问，王先生4年前遭遇过一次较小的车祸，当时在车内的王先生，有一次快速的甩头动作，疼痛明显，休息几周后才逐渐缓解。

二、治疗师点评

颈部在进行活动时，无论是屈伸、侧屈、旋转，颈椎和胸椎均对其活动有贡献。当椎体周围组织因为外伤等情况导致韧带等组织出现松弛，同时周围肌肉力量不足，对椎体的控制下降时，动作模式就会发生改变，导致椎体局部节段压力过大，周围肌肉、韧带等组织受到过大负荷，引起疼痛。

王先生蜷身坐着不动时疼痛不出现，在做其他伴有颈部活动的动作时，疼痛就再次出现。他在步行时颈部的晃动明显，加上颈部侧向旋转时也有上下的晃动，而他自己对此并没有意识到。在被动活动颈部时，没有疼痛，可以看出他不存在明显的关节活动缺失，问题主要在动作的控制上。

综上，运动康复治疗师认为王先生的背痛是来源于之前事故引起的韧带等组织松弛，颈部的控制不良，属于活动控制不良性背痛。由于颈部深屈肌和背部肌肉的力量、耐力、协调工作能力不足，颈背部无法按照正确的模式进行活动，使得长期活动时局部组织压力过大，从而出现疼痛。下面给出了几个动作方案，帮助他康复。

三、运动康复练习

胸椎的主要功能是在临近关节活动时保持稳定，但同时也有小范围的活动度。动作控制不良性背痛的缓解和消除，需要通过大量的练习来提高肌肉的力量、耐力和协调性，并牵拉紧张的肌肉，使得背部在稳定支撑的情况下，增强对颈部活动的控制。

1. 颈椎活动范围练习

动作参见第八章第一节关节活动不良型颈痛。

2. 四点跪位颈深屈肌控制练习

动作参见本章第一节肌肉僵硬型背痛。

3. 肩胛骨后缩练习

动作参见本章第一节肌肉僵硬型背痛。

4. 俯卧下斜方肌力量练习

动作参见第一章第一节翼状肩型肩痛中的俯卧 Y/W/T字练习中的Y字练习。

5. 仰卧背部牵拉练习

动作参见本章第二节关节活动不良型背痛。

6. 坐姿姿势改善

具体参见第八章第一节关节活动不良型颈痛。

四、运动康复效果

王先生在运动康复中心进行每周3～4次的物理治疗和手法治疗，配合相应的功能性训练以及完成运动康复治疗师根据上述方案制订的家庭作业，8周之后，王先生明显感到颈背部的力量和控制能力得到加强，协调能力得到提升，在生活和工作中疼痛完全消失。同时，经观察王先生步行时颈部的晃动也已消失，能够维持颈部良好的稳定。除了打篮球，王先生现在也逐渐开始在健身房进行一些力量训练。

总结：

进行自我练习时如果出现不适或疼痛加重，或出现放射性的疼痛，则应停止以上练习，在医生诊断并确定病因后再做处理。如有骨质疏松、骨折等外伤或其他疾病史引起的骨性改变而导致的该症状，或有其他严重疾病史如癌症、心肌梗死、强直性脊柱炎等问题，建议在医生诊断后再做处理，以免引起不良后果。若背痛的出现伴有胸痛或呼吸困难，可能是心脏病的指征，需要立即进行相应的评估。同时，如果疼痛剧烈、持续，需联系专业医疗帮助。

注：本章各节康复练习动图，可通过扫描右侧二维码获得。

第十章 腰痛的运动康复

第一节 腰肌劳损型腰痛

一、病例分析

【病例】王先生，40岁，喜爱高尔夫球运动，自述近几个月开始腰部出现弥漫性酸、胀、痛，反复发作，尤其在挥杆击球时疼痛加重。王先生去医院被诊断为“腰肌劳损”，建议卧床休息，但疼痛感并没有得到减轻。他听别人说通过运动康复治疗腰痛的效果好，于是来到运动康复中心，找到运动康复治疗师，希望能得到解决的办法。

运动康复治疗师触诊时发现，王先生下胸椎的节段性活动度下降。运动康复师让王先生跪位支撑于治疗床上，做胸椎的屈伸活动，结果其胸椎伸展的幅度很小；又让王先生膝跪位一手撑地，一手置于枕后部，腰椎锁定后旋转胸椎，结果亦发现王先生旋转的角度明显受限。

随后，运动康复治疗师让王先生做高尔夫球的挥杆动作，并对其技术动作进行跟踪摄像和专业技术动作分析后发现，在高尔夫球击球动作中胸椎的旋转活动度不足，同时躯干稳定性下降，而腰椎存在过度旋转。

二、治疗师点评

运动康复治疗师指出，在人体运动中常需要一些身体环节提供较高的灵活性，例如踝关节、髋关节、胸椎等，而需要另一些环节保持较好的稳定性，如膝关节、腰椎等。人体是一个整体的运动链，一个环节的稳定性或灵活性的不足常需要身体其他环节的代偿。解剖结构的特点决定了胸椎有较好的旋转活动度，而腰椎的旋转活动度很小。对于王先生而言，胸椎的伸展和旋转活动度不足，使得腰椎代偿性活动过度，长此以往便导致了腰椎的稳定性下降及损伤，这是王先生腰痛的根源。

运动康复治疗师还指出，在腰痛损伤的治疗中，仅仅“头痛医头，脚痛医脚”是不够的，除了胸椎，许多身体其他环节例如骨盆、髋关节、膝关节、踝关节、足等灵活性的不足都可能导致腰痛的发生。因此，在腰痛的康复治疗中，“整体观”很重要，只有到“靠谱”的康复机构，找专业的康复治疗师，系统地评估和检查，找出损伤的根源，才能从根本上解决腰痛问题。

对于王先生的情况，运动康复治疗师认为，应当通过一些整脊手法配合训练改善其胸椎的灵活性，增加腰椎的稳定性，逐步提高身体功能。下面将给出几个动作方案，帮助他康复。

三、运动康复练习

1. 跪位腰部灵活性练习

患者两手、两膝四点支撑于地，然后抬头，同时脊柱从头向下一节节下沉如同猫伸懒腰的动作；接下来低头，同时脊柱从骨盆向上一节节拱起如同骆驼驼峰的动作。动作缓慢，保持节奏，10～20次为一组，每天练习3～4组（图10-1-1、图10-1-2）。

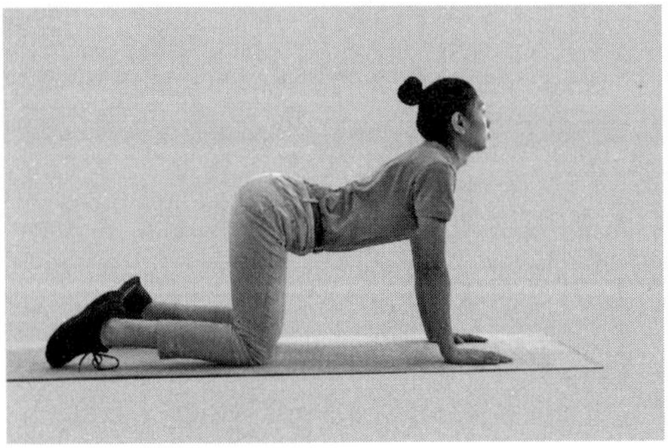

图10-1-1

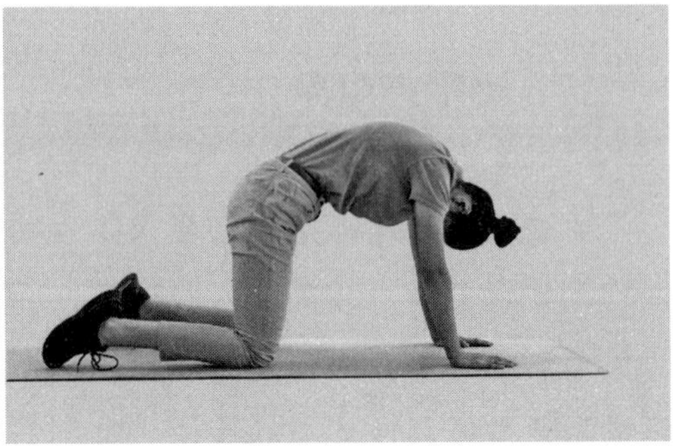

图10-1-2

注意：动作中支撑的腿和手都保持固定，只是躯干的运动，且动作中遵循无痛原则。

随着灵活性的增加，可逐渐增加脊柱下沉和拱起的幅度。

2. 仰卧背部牵拉练习

动作参见第九章第二节关节活动不良型背痛。

3. 俯卧双手撑起练习

患者俯卧位，双手缓慢撑起到无痛位置，保持10秒；然后再向上撑起一点，保持10秒，动作缓慢，3次为一组（图10-1-3）。

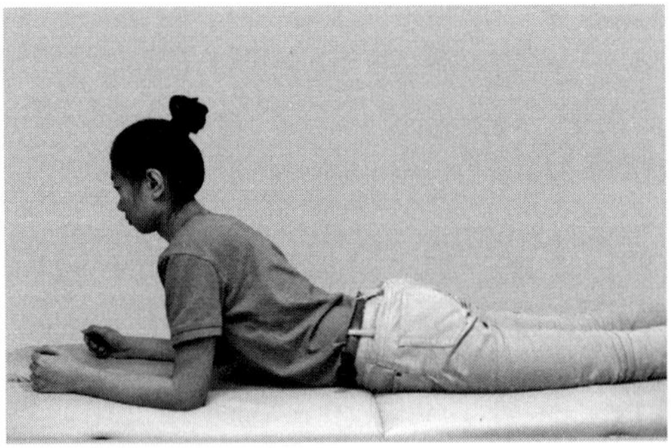

图10-1-3

注意：动作中收紧下巴，且腹部不离开地面。

随着灵活性的增加，患者可逐渐增加撑起的高度，直至双肘完全伸直。

4. 弓箭步髂腰肌牵拉练习

动作参见第四章第一节屈肌紧张型髋部疼痛。

5. 仰卧臀桥练习

动作参见第四章第一节屈肌紧张型髋部疼痛。

四、运动康复效果

王先生在运动康复中心经过每周2～3次的物理治疗、手法治疗和功能性力量训练以及完成运动康复治疗师根据上述练习为他安排的家庭作业，8周之后，王先生胸椎的灵活性得到明显改善，同时腰椎的稳定性和控制能力也得到提高，日常生活中及高尔夫球运动中腰部疼痛感觉消失。

第二节　腰椎间盘突出症型腰痛

一、病例分析

【病例】刘先生，45岁，职业司机，因一次下车时不小心闪了腰，当时感觉局部疼痛，腰椎活动受限，休息后缓解，开始时未在意，继续工作后反复发作，时轻时重。三个月后在一次感冒咳嗽后，右臀部及右下肢出现串麻，走路5分钟即出现疼痛，负重时右腿疼痛加重，且出现骨盆向右侧移，伴躯干向左弯曲状态。刘先生在医院进行了腰部核磁共振检查，结果显示腰4、腰5节段椎间盘向右后外侧突出，被医生诊断为腰椎间盘突出症，建议手术治疗。刘先生害怕做手术，希望能够通过一种无创且基本无风险的康复方式治疗腰椎间盘突出症，故其来到运动康复中心，找到运动康复治疗师，寻求帮助。

运动康复治疗师让刘先生仰卧时右腿直腿抬高，刘先生感觉腰及下肢出现放射痛，后做屈曲踝关节的直腿抬高加强试验，疼痛加重。刘先生站立位的弯腰和后仰动作也均会引发疼痛。运动康复治疗师便让刘先生趴在床上，纠正身体侧移后，让他在无痛范围内做俯卧双手撑起动作，练习10次后，立即感觉症状缓解。

二、治疗师点评

运动康复治疗师指出，刘先生的症状为典型的腰椎间盘突出引发的腰腿痛。腰椎间盘突出症是临床上脊柱源性腰腿痛比较常见的疾病诊断之一，典型症状为腰痛及单（双）侧下肢放射性疼痛和（或）麻木，可伴躯干扭转畸形。还有患者存在单纯腰痛、单纯下肢痛或麻木、腰痛伴大小便异常、单纯腰臀部疼痛等情况。

运动康复治疗师认为，刘先生患腰椎间盘突出症与其职业有关，长期久坐的不良姿势、腰椎小关节错位史等均是腰椎间盘突出症的危险因素，而一些打喷嚏、咳嗽等腹内压增加的动作则是“压死骆驼的最后一根稻草”。在腰椎间盘突出症患者中，有一半以上的患者曾有不同程度的腰部慢性损伤史，如汽车驾驶员、久坐工作者、重体力劳动者、经常需弯腰的工作者；也有过去曾经搬抬重物致腰部扭伤、腰部受凉的因素，由于生活中咳嗽、打喷嚏、便秘等腹内压增高的动作或者脊柱两旁肌肉收缩，可在椎间盘退变的基础上诱发椎间盘突出症。

运动康复治疗师指出，腰椎间盘突出并非一定是疼痛的根源，因为一些腰椎间盘突出的患者并没有症状，另有一些腰椎间盘突出的患者完全康复后椎间盘突出的大小并没有变化，也就是说人体有强大的代偿恢复能力。当椎间盘突出引起神经症状时，也可通过一些简单的动作使之缓解。麦肯基疗法就是这样的一种力学诊断和治疗方法，通过特定方向的动作，来减轻纤维环和（或）神经根的张力，从而使得症状中心化。对于刘先生而言，其俯卧位伸展的麦肯基动作使其症状得以中心化，故可以循序渐进地加以练习。此外，通过理疗和治疗师的手法缓解肌肉痉挛、增加关节的灵活性、减小坐骨神经和硬脊膜的张力对于帮助刘先生减轻症状、促进恢复也十分重要。

三、运动康复练习

1. 坐位胸椎伸展练习

动作参见第九章第二节关节活动不良型背痛。

2. 坐位整体神经滑动（slump）练习

患者取坐位，低头、弯腰、伸腿、勾脚尖，当出现患侧腰部或腿部轻度疼痛或麻木时，反复抬头或绷脚，动作缓慢，保持节奏，练习10～20次为一组，每天练习3～4组（图10-2-1）。

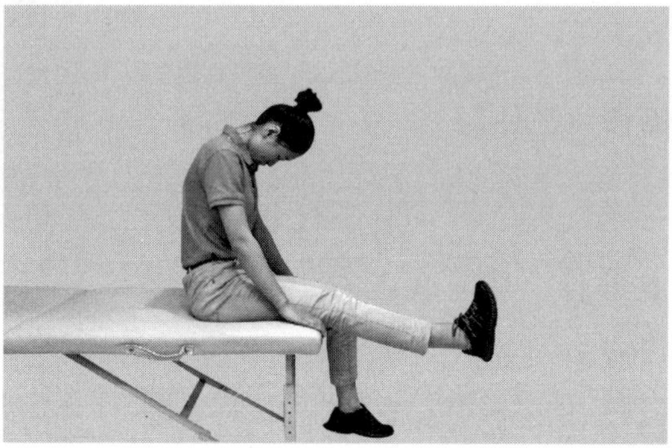

图10-2-1

注意：动作难度循序渐进，不要引起剧烈疼痛或麻木。

随着神经张力的改善，可以选择反复伸腿、反复抬头、反复勾脚尖或者同时抬头和勾脚尖来改变动作难度。

3. 仰卧位膝关节屈伸练习（坐骨神经松动术）

患者仰卧位，健侧腿屈髋屈膝固定骨盆，患腿屈髋90°，双手环抱于该大腿后方固定大腿，勾脚尖，然后反复屈伸小腿，至出现轻度麻木感觉，动作缓慢，保持节奏，10～20次为一组，每天练习3～4组（图10–2–2）。

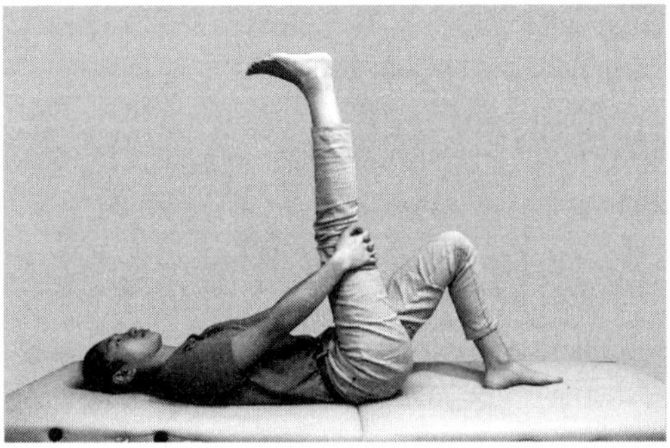

图10–2–2

注意：动作过程中不要引发剧烈疼痛或麻木。

对于坐骨神经张力的改善，可以将反复屈伸小腿动作改为直腿抬高练习。

4. 站立位骨盆侧移纠正练习

患者站立位，一手叉腰，一手置于骨盆，两手协同用力，纠正骨盆偏移，10～20次为一组，每天练习3～4组（图10–2–3）。

注意：动作中及动作后不引起疼痛，不加重麻木感。

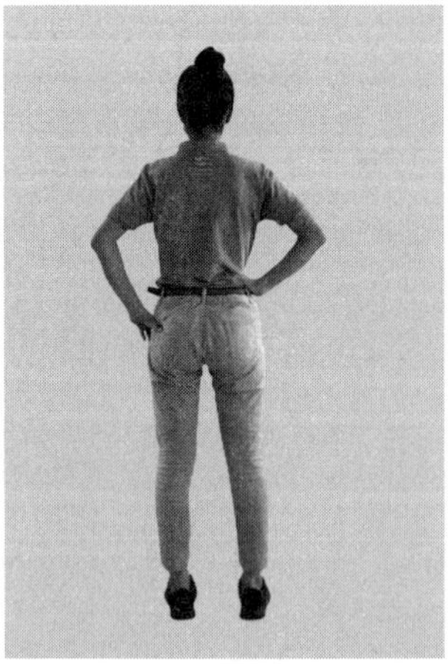

图10–2–3

随着腿部麻木症状的改善，可以在纠正骨盆侧移动作的基础上增加后仰动作。

5. 俯卧双手撑起练习

动作参见本章第一节腰肌劳损型腰痛。

四、运动康复效果

刘先生在运动康复中心接受了每周2～3次的物理治疗、手法治疗，又在运动康复治疗师的指导下进行功能性力量训练。8周之后，刘先生腰部屈曲和伸展活动度明显改善，侧弯畸形明显缓解，同时放射痛的症状减轻了许多。刘先生表示，现在认识到了锻炼的重要性，以后要减少坐位的时间，改变以前的生活方式，继续坚持康复训练。

第三节　腰椎滑脱或伴有峡部裂型腰痛

一、病例分析

【病例】张女士，33岁，舞蹈演员，自述常年穿高跟鞋，近一年腰痛反复发作。自述腰有酸胀感，每次后仰动作时疼痛加重，从腰背前屈体位直起腰时必须用手扶着大腿慢慢撑起，且活动中经常伴有疼痛和失控的感觉。去医院做X光片检查，显示腰椎曲度增加，诊断为腰椎轻度滑脱，医生建议通过手术进行矫正。张女士经人介绍来到运动康复中心，找到运动康复治疗师，希望能得到其他的解决办法。

运动康复治疗师发现张女士站立时呈“挺肚翘臀”的特殊体态，让其躺在治疗床上做单腿直腿抬高的动作，发现其抬高的角度超过了90° 。运动康复治疗师又让张女士双手扶住治疗床，骨盆以上的部位俯卧在治疗床上，骨盆以下置于治疗床边缘以外，双脚置于地面上，给以腰部一定的向下的压力，这时张女士感觉到较为严重的疼痛；又让张女士腰部肌肉收缩使得双脚离开地面，同样再给腰部施加向下的压力，张女士此时感觉到疼痛得以缓解。

二、治疗师点评

运动康复治疗师指出，腰椎滑脱是指一个腰椎的椎体相对于邻近的腰椎向前滑移，分为先天或后天。腰椎滑脱可能引起腰痛、腿痛、腿麻，严重的甚至出现大小便失禁。

运动康复治疗师分析张女士的腰痛以及腰椎滑脱都与腰椎的失稳有关。因此，当张女士腰背肌在放松状态下给其施加压力会引起较严重的疼痛感，而当张女士核心肌群收紧时再施加同样压力时疼痛感觉反而减轻。运动康复治疗师指出，腰椎的肌肉分为两层，外层肌群如竖脊肌为动力肌群，其收缩帮助机体完成一些动作；而深层的肌群如多裂肌等为稳定肌，其像船上的绳索拉住桅杆一样，来保持脊柱节段间的稳定性。而腰椎的失稳就与这些维持稳定的深层小肌群的“不工作”或者 “工作能力下降”有关。因此通过运动康复训练，把这些小肌肉激活，让其“工作”，那么腰椎的稳定性自然能够提高，腰椎控制能力增强，失稳性疼痛也会因此得到缓解。

运动康复治疗师还指出张女士由于长期穿高跟鞋造成的骨盆过度前倾，使得腰椎正常向前的曲度增加，也是导致腰椎滑脱的重要原因。因此，对于张女士而言，除了核心肌群的训练之外，还要改善姿态，加强腹肌和臀肌的力量，将紧张的髂腰肌和背肌放松，这对于疼痛的恢复以及预防腰椎的继续向前滑脱都十分重要。

三、运动康复练习

1. 跪位竖脊肌牵拉练习

患者臀部坐在脚踝上，呈跪趴姿势，双手臂向前伸，至腰骶部有轻微牵拉感，保持30～60秒，3次为一组（图10-3-1）。

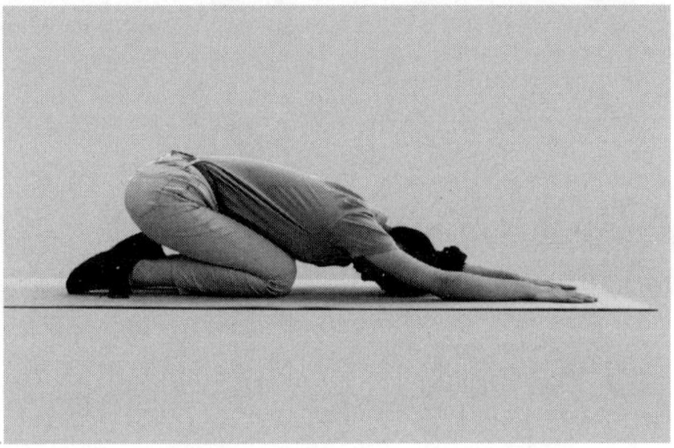

图10—3—1

注意：动作中臀部尽量靠近脚踝。

随着灵活性的增加，患者可增加双手前伸的幅度，或者身体可向侧方弯曲，以增加牵拉感。

2. 弓箭步髂腰肌牵拉练习

动作参见第四章第一节屈肌紧张型髋部疼痛。

3. 仰卧下肢屈伸练习

患者仰卧位，腹肌收缩，两腿离开地面，模拟蹬车动作双腿交替蹬伸，

10～20次为一组，练习至肌肉有酸胀感为宜，双侧交替（图10-3-2）。

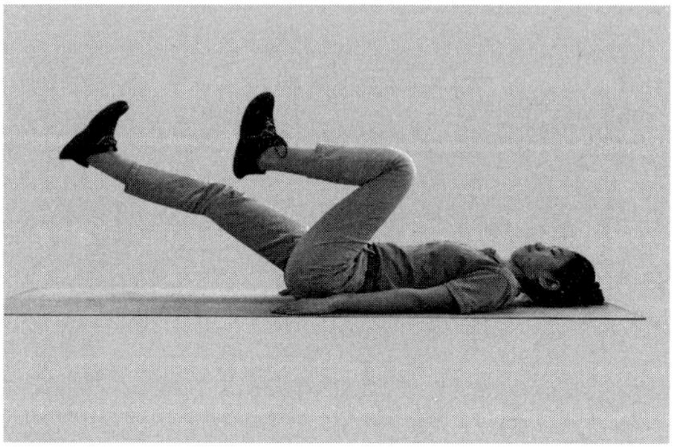

图10-3-2

注意：动作中腹部收紧且贴紧地面，保持均匀呼吸，不要憋气。

随着腹部肌力的增加，可从屈腿蹬车进展为双腿伸直交替上抬。

4. 四点支撑位髋关节后伸练习

患者两手、两膝四点支撑于地，然后一条腿支撑，另一条腿屈膝做上抬动作，10～20次为一组，练习至肌肉有酸胀感为宜，双侧交替（图10-3-3）。

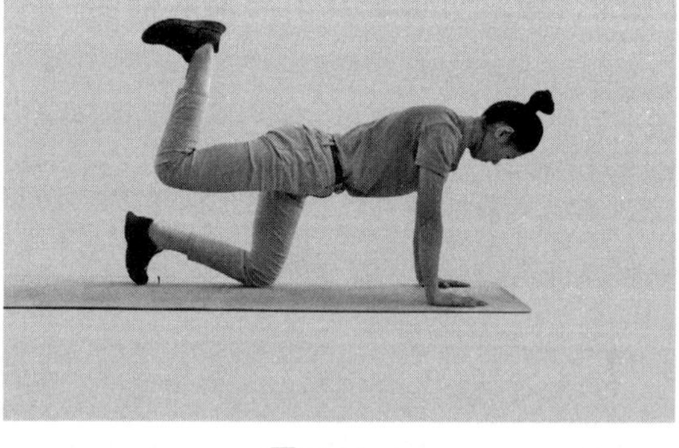

图10-3-3

注意：练习时骨盆不要旋转，不塌腰。

随着臀部肌力的增加，可以在上抬腿时增加负荷。

5. 俯卧桥式练习

患者两前臂和两脚尖四点支撑于地，臀部发力收紧，保持30～60秒，3次为一组（图10-3-4）。

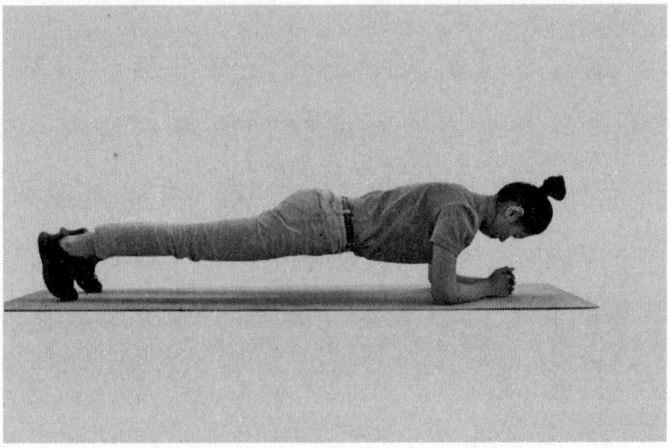

图10-3-4

注意：练习时腹肌收紧，勿塌腰、勿驼背，从头到腰到脚跟保持一条直线，保持均匀呼吸。

随着耐力及稳定性的增强，可以从双腿支撑进展到单腿支撑。

四、运动康复效果

张女士在运动康复中心经过每周2～3次的物理治疗、手法治疗和功能性力量训练，以及完成根据上述练习安排的家庭作业，8周之后，张女士腰椎的稳定性得到明显提高，腰部疼痛和失控感觉消失，站立时姿态得到改善，腹肌和臀肌的力量得到了显著增强。

第四节　腰椎管狭窄型腰痛

一、病例分析

【病例】方阿姨，65岁，自述腰痛伴腿痛，站立、行走等活动后症状加重，而坐位或蹲位时症状有缓解。当步行数百米后，下肢出现逐渐加重的沉重，腰酸腿痛，下肢麻木或乏力。稍弯腰休息或蹲坐数分钟后症状缓解。此外，方阿姨还总觉得左侧的腿外侧和前侧酸痛，自觉是以前带孙子的时候总是左侧胳膊抱孩子落下的病根。方阿姨去医院进行核磁检查显示为椎管狭窄。方阿姨来到运动康复中心，找到运动康复治疗师，希望能够帮助她缓解疼痛。

运动康复治疗师让方阿姨做10次躯干前屈的动作，她的疼痛感觉明显缓解。

此外，运动康复治疗师通过检查还发现，方阿姨的骨盆左侧较右侧高，且左侧骨盆较右侧旋前，检查了她的两腿长度，查看了下肢各关节的位置和活动度，并检查了她的脊柱情况，最后确定方阿姨的骨盆不对称情况是由于髋关节周围的肌肉不平衡所引起的。

二、治疗师点评

方阿姨的症状为典型的腰椎管狭窄引发的间歇性跛行症状。腰椎管狭窄是指由于骨质增生、黄韧带肥厚、腰椎间盘突出、椎体滑脱等多种原因所致的椎管容积变小。当其容积小于一定值时，就有可能产生下肢的疼痛和麻木等症状。在老年人中多发。椎管是椎体后方神经运行的通道，如果把椎管比作一条马路，简单说，腰椎管狭窄就是由于多种原因导致“马路”比较拥挤，空间变小了。

运动康复治疗师分析，方阿姨行走困难是由于腰椎管里的神经和血管受到压迫，即“道路拥挤”；在前屈体位时，椎间孔椎管空间变大，“马路”宽阔了，对神经的压迫减轻，症状也随之减轻；而再行走时，上述症状再次出现。

因此，运动康复治疗师指出，对于方阿姨这样有腰椎管狭窄的人出现下肢症状时，应当用屈曲动作来缓解症状。

此外，运动康复治疗师指出，如果说把脊柱比作“楼房”，那么骨盆就是这座楼房的“地基”，也就是说骨盆的位置对于脊柱的结构稳定性也非常重要，而骨盆的结构异常则可导致腰椎病反复发作，并可能引起下肢的症状。对此，运动康复治疗师建议，对于方阿姨来说，除了手法矫正骨盆及放松肌肉以外，还要配合训练，牵拉引起骨盆一侧高的腰方肌，引起单侧骨盆前旋的阔筋膜张肌、髂腰肌等相关肌群，并加强薄弱的臀肌等肌群来恢复骨盆的正常位置，这样效果才能持久。

三、运动康复练习

1. 坐位躯干前屈练习

患者坐位，然后向前弯腰，保持30～60秒，3次为一组（图10-4-1）。

注意：老年人动作应缓慢，避免因突然抬头引起的体位性低血压，可在椎管狭窄症状发作期进行练习来缓解症状。

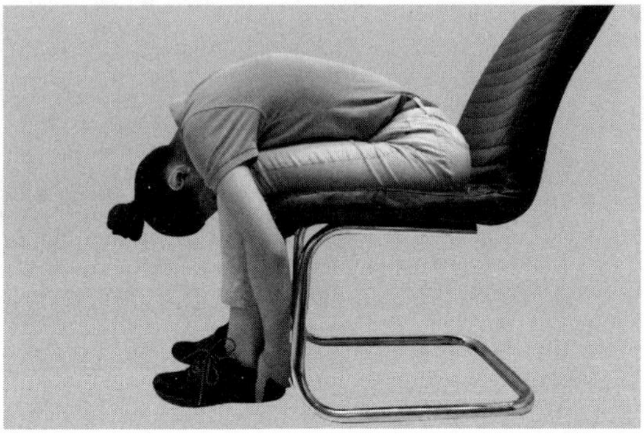
图10-4-1

随着症状的改善，可缩短弯

腰的时间，减小幅度。

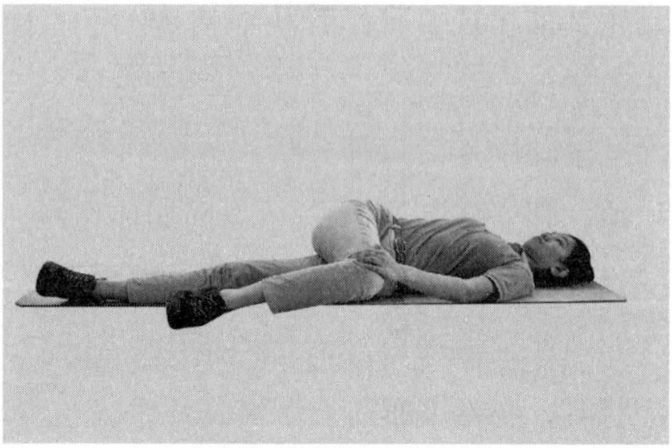

图10-4-2

2. 仰卧髋关节内收内旋练习

患者仰卧位，上身平躺，一腿伸直，另一腿弯曲，用直腿侧的手压住弯腿侧的膝盖上方，向地面下压至有轻微牵拉感，保持30～60秒，3次为一组，两侧交替（图10-4-2）。

注意：练习时腰部旋转的幅度不宜太大。

随着柔韧性的增加，可以增加髋关节内收内旋的幅度以增加牵拉感。

3. 仰卧卷腹练习

患者仰卧位，屈膝双脚平放在地面，上身缓慢离开地面约30°～45°，保持5～10秒后放下，10～20次为一组，练习至肌肉有酸胀感为宜，保持节奏（图10-4-3）。

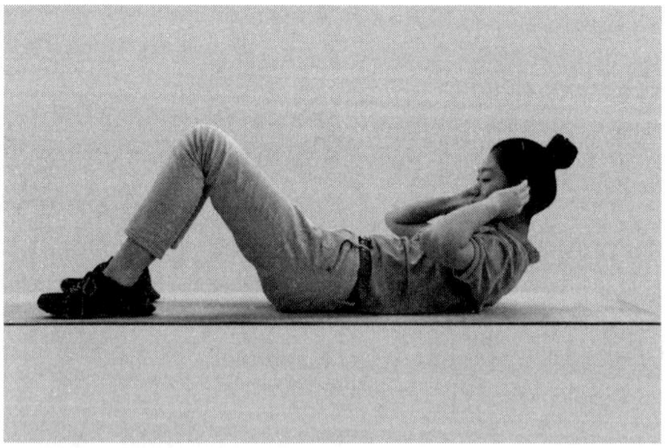

图10-4-3

注意：练习时手不要抱头，脖子不要过分发力。

随着力量的增加可以手握哑铃以增加负荷。

4. 侧卧下肢外展练习

动作参见第四章第二节梨状肌综合征。

5. 侧卧桥式练习

患者身体侧躺，用下侧前臂和足支撑，从头到腰到脚跟保持一条直线，保持30～60秒，3次为一组，两侧交替（图10-4-4）。

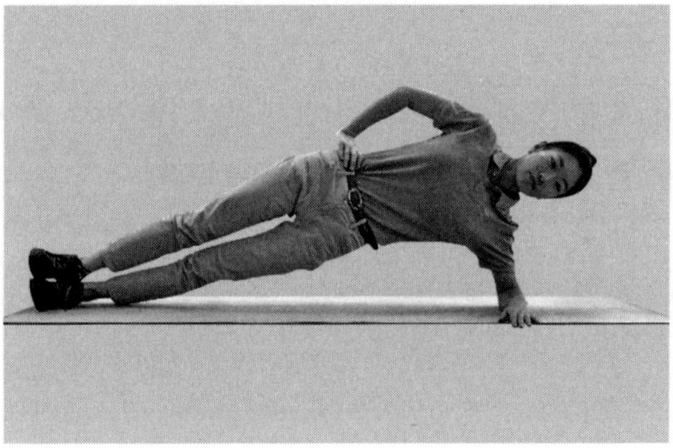

图10-4-4

注意：练习时臀部发力收紧，且身体呈一条直线状态，并保持均匀呼吸。

随着耐力和稳定性的增加，可从双腿支撑进展为下方的腿单腿支撑。

四、运动康复效果

方阿姨在运动康复中心接受了为期12周、每周2～3次的运动康复练习和物理治疗。在这期间，运动康复治疗师针对她进行的手法治疗也取得了较好的效果。在此基础上配合上述康复练习，效果进一步加强，方阿姨腰部的力量和稳定性增强，疼痛程度得到缓解，骨盆的不对称情况也得到了改善。

总结：

腰痛的病因复杂，表现多样。除了上述列举的几种常见的症状表现外，还可能出现其他多种症状；而其他多种疾病，也有可能表现为腰痛的症状。需要注意的是，如果出现以下情况请立即去医院治疗。（1）神经病变：脊髓受压刺激、脊髓及神经根肿瘤、马尾神经损伤、足下垂等。（2）脊柱病变：脊柱肿瘤、脊柱椎体及附件的新鲜骨折、严重骨质疏松等。（3）心血管疾病：严重高血压、心血管疾病症状期、主动脉瘤等。（4）其他：较大外科手术恢复期、急性感染等。此外，如果根据本章节提到的内容无法进行自我判断，建议求助专业的医疗和康复机构进行康复损伤的评定。

注：本章各节康复练习动图，可通过扫描右侧二维码获得。